主编 胡 聃 金咏梅

乳腺癌
百问百答

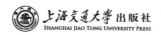
上海交通大學 出版社
SHANGHAI JIAO TONG UNIVERSITY PRESS

内容提要

本书采用问答的形式，从初识乳房、初识乳腺癌、乳腺癌治疗、中医技术与调养、营养与食疗、生命与运动、生活与心理、美丽与健康、爱与亲密关系和复查与随访10个方面，选取了乳腺癌患者最关心的100个问题。详细介绍了乳腺癌的早期发现、如何选择手术方式、术后化疗的注意事项、中医治疗、康复功能锻炼及心理疏导等内容。

本书适合乳腺癌患者及家属、有乳腺癌家族史的人员阅读，也可供肿瘤专业的临床医护工作者学习参考。

图书在版编目 (CIP) 数据

乳腺癌百问百答 / 胡聃，金咏梅主编 . —上海：
上海交通大学出版社，2024.5
ISBN 978-7-313-30626-5

Ⅰ.①乳… Ⅱ.①胡… ②金… Ⅲ.①乳腺癌 – 诊疗
– 问题解答 Ⅳ.① R737.9-44

中国国家版本馆 CIP 数据核字 (2024) 第 084257 号

乳腺癌百问百答
RUXIANAI BAIWENBAIDA

主　　编：	胡　聃　金咏梅			
出版发行：	上海交通大学出版社	地　　址：	上海市番禺路951号	
邮政编码：	200030	电　　话：	021-64071208	
印　　刷：	常熟市文化印刷有限公司	经　　销：	全国新华书店	
开　　本：	880mm×1230mm　1/32	印　　张：	5	
字　　数：	87千字			
版　　次：	2024年5月第1版	印　　次：	2024年5月第1次印刷	
书　　号：	ISBN 978-7-313-30626-5			
定　　价：	48.00元			

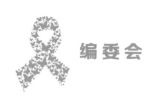 编委会

 序

　　全球乳腺癌的发病率逐年增加，作为全球女性最常见的恶性肿瘤之一，乳腺癌受到了全社会越来越多的关注。随着医疗水平的不断提高和早期诊断技术及预防工作的开展，乳腺癌的死亡率已开始逐渐下降，总生存和无病生存都在日益提高。在世界范围内，乳腺癌患者已经成为癌症生存者中最大的群体之一。

　　乳腺癌患者综合治疗时间长、治疗项目多，在治疗期间患者常遇到各类问题，如对乳腺癌疾病的正确认识、对各项治疗的配合、对治疗后不良反应的处理以及随访阶段的全面康复等，这些都是患者在诊治过程中的困惑，也是护理人员在疾病管理中的难点。

　　针对乳腺癌诊疗过程对病患身心影响，本书主编金咏梅主任带领护理团队创建了以个案管理师为主导"七师协作一体化"乳腺癌患者护理服务模式，同时基于主动健康理念构建了乳腺癌全程管理模式。提升了患者生活质量。2018 年带领团队创建"护航粉红丝路"乳腺癌健康科普团

队，已开展百余次健康科普志愿服务活动，包括健康科普讲座、新媒体科普视频、粉红丝带俱乐部活动等。团队获上海市医疗服务品牌；中国医院管理奖护理管理全国优秀奖；优秀社会工作项目；十佳志愿服务项目；被世界医疗网、新民晚报、劳动报、世界中医网、东方网等多家媒体报道。

基于 20 余年的临床积累，针对乳腺癌患者在诊治和康复过程中最为关心和希望了解的问题，金咏梅带领编写团队全方位、多角度、多学科、深入浅出地阐述了乳腺癌的种类、治疗、康复和护理。书中既有常规治疗的护理知识，亦涵盖了中医药在乳腺癌诊疗中的最新进展。

乳腺疾病的治疗方法日新月异，医学知识的普及与提高是我们护理工作者的重要职责。本书以临床实用问答的形式进行编排，易于理解，具有较强的实用性、实践性，相信对广大乳腺癌患者、家属以及初入乳腺专业护理的同仁均有很好的帮助和一定的指导意义。

方 琼

2024 年 4 月

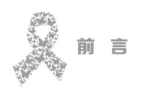 前 言

　　乳腺癌发病率位居女性肿瘤之首，随着医疗的发展，患者生存率明显提升。在大数据背景下，乳腺癌患者持续与海量的健康信息接触，可存在信息选择困难、识别正确信息困难等问题，同时经常会有一些知识误区。由此，编写本书的想法油然而生。

　　正如书名《乳腺癌百问百答》，我们将通过100个常见乳腺癌防治问题的解答，以通俗易懂的语言介绍中西医结合在乳腺癌治疗与康复中的应用。全文共10章，内容涉及认识乳房、乳腺癌中西医结合治疗、中医技术的使用、饮食、运动、心理、身体外形、性与生育以及随访等。

　　中医药在慢病管理中应用越来越广泛，突显了独特作用。中医药与西医治疗优势互补，能够促进疾病康复。在这样的背景下，本书从临床实际出发，结合乳腺癌患者面临的问题和症状困扰，梳理乳腺癌的中西医结合治疗和康复内容，为患者提供参考。

　　乳房是女性的重要器官，也是女性第二性征之一。乳

腺癌术后往往存在外观、体形改变导致患者焦虑而影响日常生活，我们从患者角度出发，通过乳房重建、义乳佩戴和并发症预防等内容，指导患者平衡疾病与美丽。同时，性问题是乳腺癌患者的重要话题，它是人体的正常生理需求，也是生活质量的重要维度。本书关注了性功能障碍、影响因素、缓解方法和促进亲密关系等问题。

在本书出版之际，感谢上海中医药大学的支持，感谢上海市浦东新区科技与经济委员会的助力，感谢上海交通大学出版社的帮助，感谢各位编者的辛勤付出，使得本书顺利出版。

最后，我们真诚希望通过本书，能够为乳腺癌患者和家属提供帮助。"乳此健康""乳此美丽"，让我们携手与您共同面对疾病，回归美好生活！

编　者

2024 年 4 月

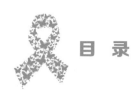# 目 录

第一部分：初识乳房

1. 乳房的结构是怎么样的？	2
2. 乳房是怎么发育的？	5
3. 乳房有什么功能？	8
4. 哪些脏腑、经络与乳房关系密切？	9

第二部分：初识乳腺癌

5. 什么是乳腺癌？它是绝症吗？	12
6. 为什么会得乳腺癌？它发生的原因是什么？	13
7. 中医怎么认识乳腺癌？	14
8. 中医如何判断乳腺癌的证型？	15
9. 激素受体阳性、HER2 阳性、三阴性乳腺癌是什么？有什么区别？	16
10. 浸润性癌症和非浸润性癌症有什么区别？	18
11. 乳腺癌如何分期？乳腺癌分级又是什么意思？	19

第三部分：乳腺癌治疗

12. 治疗乳腺癌的方法有哪些？治疗方案是如何制订的？	22
13. 局部治疗和全身治疗有什么不同？	23

14. 腋窝淋巴结活检和淋巴结清扫有什么区别？   24

15. 乳腺癌治疗需要多长时间？   26

16. 什么情况下可以进行保乳手术？   27

17. 参加临床试验只是在为后人"做嫁衣"吗？   28

中医药治疗

18. 乳腺癌术后中医药如何辨证施治？如何发挥其作用？   30

19. 中医药治疗乳腺癌的方法有哪些？   32

20. 中医药治疗可以代替西医治疗吗？   33

21. 中医药治疗和西医治疗相比有什么优势？   34

22. 乳腺癌患者术后可以用中药进行调理吗？   35

23. 如何看待治疗乳腺癌的民间偏方、祖传秘方？   36

化学治疗

24. 新辅助化疗是什么？为什么要进行？术后化疗和
术前化疗有什么不同？   37

25. 化疗前要做哪些准备？   38

26. 什么是 PICC、CVC、PORT 输液港？如何选择？   39

27. 化疗会出现什么不良反应？真的那么可怕吗？   42

28. 如何预防和缓解化疗不良反应？   43

放射治疗

29. 什么是放射治疗？一定要进行放射治疗吗？   45

30. 放疗在什么时候做？需要放疗多久？   46

31. 放疗前需要准备什么？   47

32. 放疗常见的不良反应是什么，该如何处理？   48

33. 放疗结束后，还需要保护皮肤吗？   51

内分泌治疗

34. 什么是内分泌治疗？有什么效果？与化疗有何不同？   52

35. 绝经是否会影响乳腺癌的内分泌治疗？   53

36. 内分泌治疗从什么时候开始？要多久？   54

37. 内分泌治疗的药物有哪些？使用时需要注意什么？   55

38. 内分泌治疗有哪些不良反应？应该如何预防和缓解？   56

第四部分：中医技术与调养

39. 中医技术有哪些？如何发挥作用？   58

40. 有哪些穴位有助于乳腺癌术后保健？   59

41. 耳穴疗法如何治疗乳腺癌？   61

42. 乳腺癌患者如何居家应用耳穴疗法？   63

43. 中药沐足对乳腺癌患者有什么作用？如何居家应用？   64

第五部分：营养与食疗

44. 什么是食疗和药膳？   66

45. 出院后的饮食原则是什么？   67

46. 乳腺癌患者需要忌口吗？   69

47. "饥饿治疗"真的可以饿死癌细胞吗？   71

48. 抗癌的食物有哪些？   72

49. 乳腺癌患者适合吃什么水果？   73

50. 疏肝理气、化痰散结的食物和食疗方有哪些？   74

51. 调理冲任、补益肝肾的食物和食疗方有哪些？   75

52. 清热解毒、活血化瘀的食物和食疗方有哪些？   76

53. 益气养血、健脾补肾的食物和食疗方有哪些？   77

54. 益气养阴的食物和食疗方有哪些？ 78

55. 化疗期间怎么吃？哪些中医食疗方可以补充营养？ 79

56. 化疗期间出现不良反应可以怎么吃？ 80

57. 放疗期间怎么吃？哪些中医食疗方可以补充营养？ 82

58. 乳腺癌患者可以吃膏方吗？ 83

59. 灵芝孢子粉、灵芝、冬虫夏草和人参等补品可以吃吗？ 84

第六部分：生命与运动

60. 乳腺癌术后为什么既要加压包扎、制动，又要早期
    功能锻炼？如何协调？ 88

61. 乳腺癌术后如何进行肢体功能锻炼？有哪些注意事项？ 89

62. 乳腺癌术后多久可以恢复工作？ 92

63. 乳腺癌术后运动有什么作用？什么时候开始运动？ 93

64. 乳腺癌化疗和靶向治疗期间可以进行哪些运动？ 94

65. 放、化疗期间如何活动可以缓解机体不适？ 95

66. 如何通过运动锻炼预防或缓解淋巴水肿？ 96

67. 中医功法如何发挥其作用？ 98

68. 哪些中医功法可以促进术后康复？八段锦、
    太极拳、五禽戏等如何选择？ 99

第七部分：生活与心理

69. 乳腺癌患者可能会出现什么心理问题？ 104

70. 如何正视癌症？ 105

71. 不良情绪会影响乳腺癌的恢复吗？ 106

72. 确诊乳腺癌后，如何应对各种不良情绪？ 107

73. 治疗过程中很容易焦虑怎么办? 108

74. 总是担心癌症会复发怎么办? 109

75. 如何应用中医情志疗法改善不良情绪? 110

76. 家属如何对乳腺癌患者给予心理支持? 111

77. 身边的病友出现癌症复发, 如何调整好自己的心情? 112

第八部分: 美丽与健康

78. 没有乳房, 难道就不美丽了吗? 114

79. 手术后觉得自己作为女性没有吸引力了怎么办? 115

80. 什么是乳房重建? 是如何实现的? 116

81. 乳腺癌术后, 什么情况可以进行乳房重建? 最佳时机
是什么时候? 117

82. 乳腺癌术后怎样选择内衣? 118

83. 为什么要佩戴义乳? 如何选择合适自己的义乳? 119

84. 有些人在术后几年发生了淋巴水肿, 为什么? 120

85. 乳腺癌术后是否一定会发生淋巴水肿? 121

86. 如何预防淋巴水肿? 122

87. 如果出现了淋巴水肿应该怎么做? 124

第九部分: 爱与亲密关系

88. 进行乳房切除术后和伴侣更难相处, 有什么方法
可以解决? 126

89. 乳腺癌术后还可以有 "性福" 吗? 会影响健康吗? 127

90. 乳腺癌治疗后会影响性生活吗? 可能会出现什么情况? 128

91. 治疗后性生活出现困难, 有什么方法可以解决吗? 129

92. 治疗结束后，避孕需要注意什么？   130

93. 乳腺癌治疗后，还能怀孕和母乳喂养吗？哺乳会导
致乳腺癌复发吗？   131

第十部分：复查与随访

94. 手术后还需要进行乳房自我检查吗？什么时候进行？   134

95. 手术后一般多长时间随访一次？需要终身随访吗？   135

96. 随访时需要做什么检查？每次随访都要进行辅助
检查吗？   137

97. 乳腺癌是否会复发？   141

98. 乳腺癌复发有什么征象？   142

99. 如果癌症复发，医生会怎么处理？   144

100. 如何预防乳腺癌复发、转移？   145

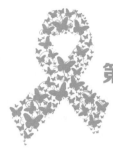

第一部分　初识乳房

女性乳房，生命之源，从青春翩翩之际至成熟幸福之时，从花开绽放至果实延续，代表着美丽和爱。普通大众对乳房的认识一般都局限在生育哺乳和美学上，全面认识乳房的结构、正常乳房的生理变化及乳房的功能，有助于我们更好地呵护自己和家人的乳房健康。

1. 乳房的结构是怎么样的？

　　乳房的形态和大小主要受基因、脂肪、生理周期等影响。成年未生育女性的乳房呈半球形或悬垂形；妊娠期和哺乳期，乳房受激素影响明显增大；停止哺乳后，逐渐复旧变小；女性 40 岁后，卵巢所释放的雌激素总体水平下降，使乳腺组织逐渐萎缩变小，脂肪消退，乳房松弛下垂。乳房表面中央为乳头，乳头周围有颜色较深的环形皮肤区，称为乳晕。乳头和乳晕的着色可随生理变化，妊娠期和哺乳期有色素沉着而颜色变深。

　　乳房的结构从浅入深大致分别为皮肤、脂肪组织、纤维组织、乳腺、乳房后间隙、肌肉（见图 1）。乳房皮肤与身体其他部位的皮肤一样，是平整、光滑、对称的。乳腺被结缔组织分隔成 15~20 个乳腺叶，每个乳腺叶又分为若干个乳腺小叶，乳汁就是由乳腺小叶产生。乳腺叶和输乳管均以乳头为中心呈放射状排列，犹如串串葡萄，每个乳腺叶有输乳管，输乳管通向乳头即为输乳管开口。输乳管在靠近乳头处膨大为输乳管窦，其末端变细，开口于乳头。

　　同时，乳腺组织的表面被筋膜包囊，在浅层连于皮肤，

同时向深面连于胸肌筋膜，它们支持和固定着乳房，呈现

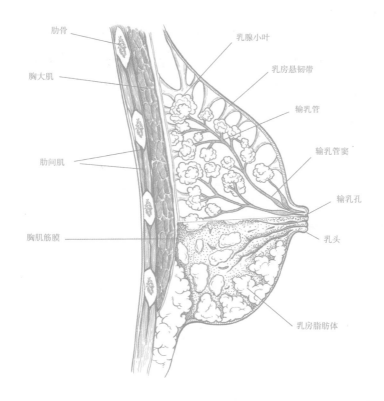

图 1　乳房矢状解剖图

弧线外观，这些筋膜称为乳房悬韧带或 Cooper 韧带。乳腺组织往后即为肌肉，主要有胸大肌、胸小肌、前锯肌和背阔肌。男性由于乳腺组织的退缩，在皮肤深面即为肌肉组织。不论是较大的乳房还是较小的乳房，也不论是女性还是男性，都有可能得乳腺疾病，包括乳腺癌。

在腺体组织中，还有丰富的血管、神经和淋巴组织。乳房的淋巴主要注入腋淋巴结（见图2），而乳腺癌的转移主要通过淋巴通路进行，淋巴结则为淋巴通路的检查站，有滤过和净化等作用，发生异常则有所表现，转移则表现为淋巴结肿大。

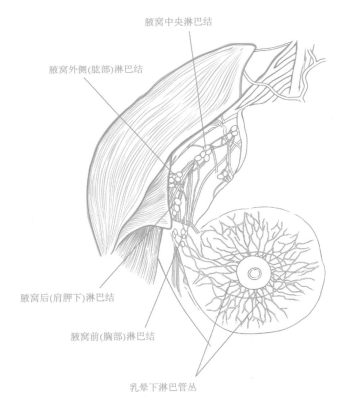

图2　乳腺淋巴分布

2. 乳房是怎么发育的?

在胚胎发育的第 5 周，无论男女，胚胎干从腋部到腹股沟间形成一对原始乳线，而这条乳线在胸部逐渐形成所谓的乳脊，其他部位的乳线一般于胚胎发育的第 9 周后逐渐消退。副乳的产生则是因为原始乳线的不完全性退化造成的。直到青春期，男性和女性的乳腺在生理和解剖上无本质上的差异。

青春期 青春期是指性变化起始到性成熟这一时期，一般为 3~5 年。乳腺发育是女性青春期的第一个表现或特征，由于乳腺的体积增大较为迅速等，此时的女孩可感到局部的疼痛、胀痛或触及结节，是正常的生理现象。男性青春期发育后的乳腺变化较小。部分可在乳头下触及硬结，轻度触痛，可逐渐消退。极少数男性个体偶然也会出现乳房明显发育，像女性乳房一样突出，呈半球状，这种现象称为"男性乳腺肥大症"或"男性乳腺发育症"。乳房的发育，主要是在雌激素的作用下，导管上皮增生，脂肪组织、乳腺内的纤维结缔组织数量增多、质地变软，乳腺内的血管增生以适应乳腺等的血供。在孕激素的协助下，乳腺小叶和腺泡发育。

生育期　此时,乳腺组织结构已近完善,持续约30年。乳腺组织在规律的周期性排卵和激素水平变化下,亦发生周期性变化(见图3)。

在月经前,雌激素和孕激素水平逐渐上升,导管上皮及腺泡内腺上皮增生,导管腔扩展,管周的小叶内纤维组织增生、水肿,同时乳腺小叶内血管扩张,组织充血、水肿,此时乳房增大,时有胀痛。

在月经期间,雌激素、孕激素水平迅速降低,乳腺的导管和小叶内腺上皮细胞萎缩、部分脱落,小叶内纤维组织的充血和水肿消退。

在月经后,雌激素水平开始升高,乳腺上皮的增生活动重新开始。

在妊娠期,体内雌激素、孕激素、绒毛膜促性腺激素、泌乳素等激素水平提高,乳腺发育迅速、乳晕色素沉着。

在哺乳期,婴儿的吸吮可通过乳头的神经内分泌反射性地引起泌乳素的大量分泌,约在断乳3个月后,乳腺基本恢复到妊娠前状态。

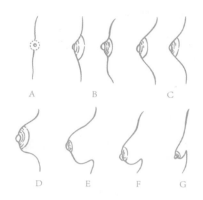

图 3　乳房的发育及变化

A. 乳头期　B. 乳晕期　C. 乳房期　D. 成熟期　E. 哺乳期　F. 断乳期　G. 老年后

　　绝经过渡期和绝经后期　　绝经过渡期是指卵巢功能开始衰退到最后一次月经来潮，时间跨度短则 1~2 年，长达 10 余年。在此期间，激素水平降低，乳腺开始萎缩，腺体缩小，脂肪组织增多，乳房下垂，体积变小。

　　综上，乳腺的发育主要有增生和退化复原两种改变，两者在各期中反复交替出现。女性乳腺的变化主要受性激素的影响，性激素的异常分泌可导致乳腺的异常发育，这也是过多使用雌激素易诱发乳腺癌的原因。

3. 乳房有什么功能？

　　哺乳是乳房最基本的生理功能。临产时，可以按摩乳房，刺激垂体分泌催产素，引起子宫收缩，以辅助分娩。产后在激素作用以及婴儿吮吸的刺激下，乳腺的腺细胞规律地分泌乳汁，而哺乳不仅可以使婴儿从妈妈的乳房获得营养和母爱，还可以促进妈妈产后恢复，降低卵巢癌、乳腺癌、子宫内膜癌的发病率等。在性活动中，乳房是女性除生殖器外最敏感的器官。在受到触摸、爱抚、亲吻等性刺激时，乳房可表现为乳头勃起，乳房表面静脉充血，乳房胀满、增大等。在性生活中，充分利用乳房的功能能够帮助伴侣双方获得完美、和谐的性生活。

4. 哪些脏腑、经络与乳房关系密切？

    中医学强调人是一个有机协调的整体，人体以心、肝、脾、肺、肾五脏为中心，五脏六腑表里相配合，通过经络运行全身气血、联络脏腑、沟通内外，而疾病是对整体问题的局部反映。女子乳房属胃，乳头属肝，乳房位于胸中，为经络交会之处，经络不通则会导致乳房疾病，同时，乳房通过任冲二脉和女性的子宫相联系（见图4）。因此，肝脏、脾胃的运化调节与乳房的健康密切相关。情志调适，则肝气疏畅；饮食有度，则脾胃健运；规律健身运动，则肝胃经络畅通，乳房舒适健康。

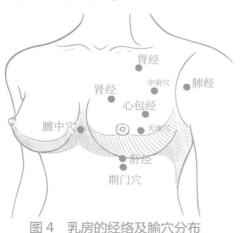

图4　乳房的经络及腧穴分布

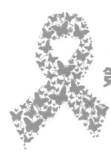

第二部分　初识乳腺癌

随着我国女性生活习惯、饮食习惯的改变，以及环境污染等因素的影响，在过去的30~40年，我国乳腺癌发病率大幅上升，乳腺癌的疾病负担也越来越重。

乳腺癌被称为"女性杀手"，它真的有那么可怕吗？人类在它面前真的毫无抵抗之力吗？"乳腺癌"这个名词承载了什么？让我们先来深入了解乳腺癌吧！

5. 什么是乳腺癌？它是绝症吗？

　　人体由无数的细胞组成。正常情况下，细胞按照机体规定的程序进行分化，从分裂增生到凋亡，结束它的使命。而癌细胞失控于人体程序，不断分裂，占据正常组织器官的"领地"，导致相应器官的功能障碍，出现相应的症状，发生在乳房组织即是乳腺癌。

　　乳腺癌虽然发病率不断升高，被称为女性的"粉红杀手"。但是，这并不意味着发生乳腺癌就是被扔了"亡命牌"。早在 2006 年，世界卫生组织（WHO）便正式将肿瘤列入慢性病的范畴。随着医疗技术的进步，国内乳腺癌术后的 5 年相对总生存率已上升至 82.0%，大型综合性医院的 5 年生存率可以达 90% 以上。并且，乳腺癌早期发现和早期治疗后的生存率更高，甚至可以治愈。乳腺癌经过早期的规范化治疗及后期的康复管理，便可以成为真正的慢性病。

6. **为什么会得乳腺癌？它发生的原因是什么？**

目前，乳腺癌的发生没有明确原因，也就是并不清楚什么情况下乳腺癌一定会发生。但是通过研究，发现多种因素会增加乳腺癌发病的可能性，这些因素也称为危险因素。乳腺癌的危险因素包括月经初潮早、停经年龄晚、首次生育时间晚、停经后激素替代治疗及有乳腺癌家族病史等。

7. 中医怎么认识乳腺癌？

　　乳腺癌在中医典籍中多被称为"乳岩"。《外科正宗》将乳岩的形成描述为"忧郁思虑，伤肝伤脾，聚积于心，而致经络阻塞不通，日积月累形成核"。中医对乳腺癌的理解，情志是导致乳腺癌形成的主要因素之一，也就是情志调节不当，不利于肝脏的疏泄功能，导致气机不畅，容易发生乳房疾病。内在原因是体内长期正气不足，发病病机为肝脾失调、七情内伤。正气是人体抵抗和适应内外刺激的能力。"正气"不足，人体的内在平衡失守，无法正常抵御"邪气"。而肝脾失调、七情内伤这些"邪气"对人体的影响超过了正常人体的防御、承受和调节能力时，乳房就会产生疾病。

8. 中医如何判断乳腺癌的证型?

乳腺癌的中医病因病机包括:①正气不足、外邪侵袭;②肝肾亏虚、冲任失调、脉络瘀阻;③肝郁脾虚、气血瘀滞、痰浊阻络;④外感六淫、邪毒滞留。乳腺癌的中医证型常见有以下5种。

(1)肝气郁结证:肿块胀痛,情绪抑郁或易怒,容易叹息,月经不调、痛经。本型在全部证型中所占比例最高。

(2)痰瘀互结证:乳房肿块坚硬,乳房刺痛、痛处固定,舌质紫暗,脉涩或弦滑,痛经行经不能缓解,月经色暗或有瘀块。

(3)气血两虚证:主要见于术后,神疲懒言,声低气短,面白无华或萎黄,舌淡,脉细弱无力。

(4)冲任失调证:乳房疼痛没有固定的时间,月经失调(推迟或提前超过7天),舌淡紫,苔薄,脉细,面色晦暗,黄褐斑,腰膝酸软,耳鸣,有多次流产史。

(5)气阴两虚证:主要见于术后,神疲懒言,口燥咽干,舌红少津,少苔,声低气短,自汗,盗汗,虚烦失眠,潮热颧红,脉细弱无力。

激素受体阳性、HER2 阳性、三阴
性乳腺癌是什么？有什么区别？

临床上，根据组织受体表达的特征，也就是报告中 ER、PR、HER2 和 Ki-67 这 4 项值的表达不同，可将乳腺癌分为激素受体阳性乳腺癌、HER2 阳性乳腺癌、三阴性乳腺癌，临床医生根据不同的分子分型可选择合适的治疗方案。

激素受体阳性乳腺癌 激素受体阳性在乳腺癌患者中最常见，可达 60% 以上。激素受体包括雌激素受体（estrogen receptor，ER）与孕激素受体（progesterone receptor，PR）。若 ER 阳性和（或）PR 阳性则表示乳腺癌患者中雌激素和（或）孕激素受体基因高表达，肿瘤细胞容易受雌激素和孕激素影响，内分泌治疗敏感。激素受体阳性乳腺癌根据 ER、PR、HER2 和 Ki-67 这 4 个基因的表达情况，可分为腔面 A 型和腔面 B 型乳腺癌（见表 1）。

表 1　激素受体阳性乳腺癌分型

分型	基因表达情况	治疗方案
腔面 A 型	ER 阳性、HER2 阴性、PR ≥ 20%、Ki-67 < 20%	以内分泌治疗为主

分型	基因表达情况	治疗方案
腔面 B 型（HER2 阴性）	ER 阳性、HER2 阴性、PR < 20% 或 Ki-67 < 20%	化疗或内分泌治疗
腔面 B 型（HER2 阳性）	ER 阳性、HER2 阳性，不考虑 PR 或 ki-67 状态	化疗、内分泌治疗及靶向治疗

HER2 阳性乳腺癌　　HER2 阳性乳腺癌在乳腺癌患者中占比约 20%。HER2 是指人表皮生长因子 2，属于受体酪氨酸激酶家族的一员，HER2 基因能够通过抑制凋亡、刺激新生血管生成影响肿瘤的生长，与肿瘤侵袭和转移密切相关。HER2 阳性乳腺癌患者需要进行靶向治疗。

三阴性乳腺癌　　三阴性乳腺癌在浸润性乳腺癌患者中占比 15%~20%。三阴性指的是 ER、PR 和 HER2 表达均为阴性。此类乳腺癌患者不需要做内分泌治疗，且缺乏有效的靶向治疗位点，化疗是其最重要的综合治疗手段。

在病理分型上，乳腺癌根据癌细胞与组织的关系分为非浸润性癌症和浸润性癌症（见图5）。

（1）非浸润性癌是指肿瘤局限在组织的黏膜内，没有穿透基底层，也称为原位癌。最常见原位癌包括导管原位癌和小叶原位癌。

（2）浸润性乳腺癌相对非浸润性乳腺癌而言，癌细胞已穿破乳腺导管或小叶腺泡的基底膜，并侵入周围组织和腺体，但并不代表发生了远处转移。浸润性乳腺癌包括浸润性导管癌和浸润性小叶癌，及一些少见的特殊类型乳腺癌，以浸润性导管癌最常见。

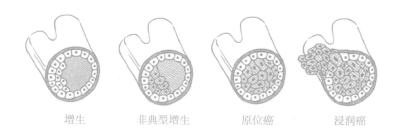

增生　　　　　非典型增生　　　　原位癌　　　　浸润癌

图5　乳腺癌发生发展的过程

11. 乳腺癌如何分期？乳腺癌分级又是什么意思？

　　肿瘤的分期代表肿瘤在体内的发展程度，目前大多采用美国癌症联合会（AJCC）提出的 TNM 分期法，按原发肿瘤的大小和范围（T），有无区域淋巴结转移（N），有无远处转移（M）等进行综合分期，分为 0 期（原位癌）、I 期、II 期、III 期、IV 期（见表 2）。

表 2 乳腺癌的分期

0 期		非浸润癌，即肿瘤细胞未突破基底膜。
I 期	IA 期	乳房肿瘤 ≤ 2cm，无淋巴结和乳腺外侵犯。
	IB 期	乳房无肿瘤或肿瘤 ≤ 2cm，在淋巴结发现 > 0.2mm 且 < 2mm 的癌细胞。
II 期	IIA 期	乳房内无肿瘤或肿瘤 ≤ 2cm，有 1~3 枚腋窝淋巴结发现 > 2mm 的转移，或前哨淋巴结活检发现内乳淋巴结转移；或乳房肿瘤 > 2cm 且 ≤ 5cm，无腋窝淋巴结转移。
	IIB 期	乳房肿瘤 > 2cm 且 ≤ 5cm，淋巴结内发现 > 0.2mm 但 ≤ 2mm 的癌细胞，或 1~3 枚腋窝淋巴结转移，或前哨淋巴结活检发现内乳淋巴结转移；或乳房肿瘤 > 5cm，无腋窝淋巴结转移。

Ⅲ期	ⅢA期	乳房内无肿瘤或任意大小肿瘤，4~9 枚淋巴结转移，或影像 / 体检发现的内乳淋巴结转移；或乳房肿瘤 > 5cm，淋巴结内发现 > 0.2mm 但 ≤ 2mm 的癌细胞，或 1~3 枚腋窝淋巴结转移，或前哨淋巴结活检发现内乳淋巴结转移。
	ⅢB期	任意大小乳房肿瘤，侵犯胸壁和（或）乳房皮肤并且导致水肿或溃疡，可伴最多 9 枚腋窝淋巴结转移，或内乳淋巴结转移。
	ⅢC期	无论乳房内肿瘤情况如何，有 ≥ 10 枚腋窝淋巴结转移，或锁骨上、下淋巴结转移；或 1~9 枚淋巴结转移伴内乳淋巴结转移。
Ⅳ期		肿瘤的范围超出了乳房及邻近淋巴结，转移至远处器官。

肿瘤的分级也称为肿瘤的组织学分级，是一个病理学指标。肿瘤分级需要根据肿瘤组织的间变程度，包括癌细胞的分化程度、排列方式、核分裂数量及局部浸润程度等加以确定。

因此，肿瘤的分级与肿瘤分期是两个不同的概念。乳腺癌组织学分级包括Ⅰ、Ⅱ和Ⅲ级，级别越高的肿瘤，分化越差，它与正常细胞的差异也越大，其恶性程度也越高。

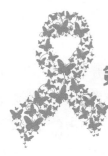

第三部分　乳腺癌治疗

12. 治疗乳腺癌的方法有哪些？治疗方案是如何制订的？

　　治疗乳腺癌的方法分为手术治疗、放疗、化疗、内分泌治疗、靶向治疗和中医治疗。其中，乳腺癌手术范围包括乳腺和腋窝淋巴结两部分，手术方式包括肿瘤扩大切除、全乳切除和保乳手术，腋窝淋巴结可行前哨淋巴结活检术和腋窝淋巴结清扫。

　　治疗方案的制订采用综合治疗的原则，以手术治疗为主。医生将根据患者的病情和身体状况确定治疗方案，兼顾局部治疗和全身治疗。根据肿瘤的分期，也就是肿瘤大小、淋巴结转移等情况决定手术方式，以癌症的分型和分期决定是否需要放疗、化疗、内分泌治疗或靶向治疗。

13. 局部治疗和全身治疗有什么不同？

　　局部治疗，顾名思义，即某种干预措施只在一定范围内产生疗效，全身治疗将影响全身。局部治疗和全身治疗在给药方式、特点、使用工具及其产生的不良反应方面均有区别，前者强调"抓住重点"，后者偏向"面面俱到"。在给药方式上，乳腺癌患者的局部治疗可包括肿块的手术切除和放疗，而静脉注射化疗药物和口服内分泌药物则属于全身治疗。

　　属于局部治疗的放疗能够通过相关放射线杀死局部组织的癌细胞，使肿瘤缩小或消失，属于针对性治疗。药物对肿瘤组织的影响很大，对身体其他组织或脏器的影响很小。由于全身化疗药物能够到达各组织器官，且肿瘤组织内的化疗药物浓度与其他组织并没有显著的差异，所以全身化疗给身体带来的毒性作用较大，对全身各器官组织均可造成不同程度的损害，常见的毒性反应有消化系统反应、骨髓抑制等。

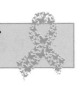

　　腋窝淋巴结活检和淋巴结清扫的区别主要在于对淋巴结移除的范围不同。腋窝淋巴结活检是指对最早接受乳腺癌区域淋巴引流和发生肿瘤转移的一个（或几个）淋巴结进行切除活检，目的是评估腋窝淋巴结状态（见图6）。换句话说，医生通常会先进行腋窝淋巴结活检，以确定淋巴结的手术范围。如果活检结果显示淋巴结阴性，表明没有发生腋窝淋巴结转移，可以免除腋窝淋巴结清扫。如果病理结果显示淋巴结发生转移，则需要进行更大范围的淋巴结切除，以确保"切干净"。

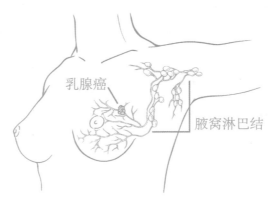

乳腺癌

腋窝淋巴结

图6　乳房淋巴输出路径

同时，腋窝淋巴结活检和淋巴结清扫的区别还体现在预后中。最大的影响在于术后并发症——淋巴水肿的发生。

　　相关研究表明，术后淋巴水肿的发生主要是由于淋巴系统的手术切除和术后放疗。而接受腋窝淋巴结清扫通常要求切除 10 个以上淋巴结。因此，进行淋巴结清扫的患者作为淋巴水肿高危人群，需要加强淋巴水肿的预防。预防或缓解淋巴水肿的措施请参见"问题 66"。

15. 乳腺癌治疗需要多长时间？

　　根据治疗方案的不同，治疗所需时间也会不同。一般为 4~8 个周期，一个周期为 21~28 天，所以通常患者治疗时间为半年左右，若无特殊情况，不建议减少周期数和剂量。有些患者需要放疗和内分泌治疗，辅助化疗一般不与内分泌治疗或放疗同时进行，需在化疗结束后再开始内分泌治疗，放疗与内分泌治疗可先后或同时进行，而放疗治疗时间通常为 5 天左右，内分泌治疗通常为 5 年或 10 年。

16. 什么情况下可以进行保乳手术？

　　保乳手术适合于患者有保乳意愿，乳腺肿瘤可以完整切除，达到切缘阴性，并可获得良好的美容效果，同时可接受术后辅助放疗的患者。年轻不作为保乳手术的禁忌，35岁以下的患者有相对高的复发和再发乳腺癌的风险，在选择保乳时，应充分考虑可能存在的风险。此外，实施保乳手术的医疗单位应具备保乳手术切缘的组织学检查设备与技术，保证切缘阴性；同时具有保乳术后行放射治疗的设备与技术。

17. 参加临床试验只是在为后人"做嫁衣"吗？

参加临床试验有利有弊，但总体来说还是利大于弊，一是安全会有保证，二是能够得到医护人员相对更多的关注。

（1）如果参加药物临床试验，并不意味着把新研发出来的药物直接用于患者。药物的上市往往需要经过严格的 4 个阶段的试验，在此之前已经通过了实验室研究，取得动物实验的疗效与安全性试验数据。在人体的临床试验中，您可能会被分配在对照组，这种情况虽然不能获得最新的治疗方案，但对照组的方案一般是目前最广为接受的治疗方案，不会延误您的治疗。

（2）绝大多数临床试验都免费提供试验药物甚至检查，很多新的药物一旦上市，往往价格昂贵，参加临床试验可以大大减轻患者的经济负担。

（3）有可能获得最新的治疗机会，提前从未上市的新药中获益。有些药物尚未在国内上市，但已在国外上市并应用，疗效和安全性已获得临床验证，其安全性和有效性更有保障。患者只有通过国内的临床试验，才有机会提前使用。有些新药尚未在国外上市，在全球同步进行临床试验，这种情况便有可能接受全球最新的治疗方案。

（4）参与临床试验的一般都是该领域比较权威的专家和权威的医院，参加试验的患者可以在住院、检查、治疗和随访方面得到更好的照料和关注，获得规范的治疗和随访。

（5）参加试验期间，您会被随访交流，中间出现任何问题都可以及时询问医生，您也有权随时终止研究。如果出现与研究相关的副作用，研究者需要为您负责，进行相关的监测和干预。

中医药治疗

（1）术后化疗期间：化疗使机体骨髓造血功能受到抑制，使脾胃功能受到损害，出现白细胞、血红蛋白、血小板下降，以及恶心、呕吐、食欲欠佳等消化道反应。

中医学认为，肾为先天之本，藏精生髓；脾为后天之本，是气血生化之源。精血同源，肝肾旺盛，则精气充沛，生血旺盛。大多数学者认为，治疗应以健脾益肾为大法，以达到对气血、脾胃、肝肾等方面的调节。

中医药降低癌症化疗患者的毒副反应可归结为益气健脾、补气养血、养阴生津、补肾固本四法。并依照辨证论治的原则，拟订健脾和胃益气、温肾壮阳、滋阴补血、活血化瘀等方法，缓解化疗期间的不良反应，辅助康复。

（2）术后放疗期间：乳腺癌患者接受放疗后，外来热毒过盛，容易造成气血不和，津液受损，肾气亏虚，肝肾不足，天癸枯竭，冲任失调，导致气阴两虚，脏腑功能下降。治疗应以养阴生血、扶正祛邪为主。

中医药治疗与放疗相结合，可发挥三个方面的作用：

一是防止放疗引起的不良反应及后遗症；二是发挥中医药的放射增敏作用；三是在放疗后，采用中医药巩固治疗以减少肿瘤复发及转移，提高治疗的远期疗效。

19. 中医药治疗乳腺癌的方法有哪些？

　　中医药作为乳腺癌治疗的辅助手段，是乳腺癌患者术前、术后、放化疗期间、康复期治疗和康复的重要方式，干预方法包括内治和外治。内治法主要包括辨证论治口服中药汤剂、中成药及静脉注射中药。外治法包括针灸推拿、穴位贴敷法、中药泡洗或者热盐包治疗等，主要用于辅助降低治疗的不良反应，如针灸治疗用于缓解化疗所致的免疫功能低下，恶心、呕吐、便秘等消化道反应，手足麻木等神经症状，对失眠、焦虑、抑郁也有良好的治疗效果；足浴法用于治疗手足麻木、手足综合征；耳穴埋豆法缓解化疗、放疗引起的恶心、呕吐等消化道不良反应。

20. 中医药治疗可以代替西医治疗吗？

不可以。应该中医、西医结合治疗乳腺癌。西医的手术治疗、放射治疗、化学治疗、内分泌治疗、靶向治疗作用强大，早期乳腺癌经过规范化、个体化的综合治疗，大多可获得治愈，而中期和部分晚期乳腺癌也可得到有效控制。晚期癌症患者经西医的各种姑息替代治疗后可减轻痛苦，改善生活质量。但不可否认，西医的抗癌治疗有一定的不良反应，会损伤机体的免疫功能，影响生活质量。作为西医替代治疗的中医药抗癌作用温和，长于整体调理，扶正固本，可增强乳腺癌患者的机体免疫力，改善生存质量，但短期缩小肿瘤的效果不如西医显著。

临床观察证明，把中医与西医进行有机的结合，取长补短，充分发挥两者治疗乳腺癌之长，可在提高疗效、延长患者生存期，以及维护和改善癌症患者生存质量方面，取得比单纯中医或单纯西医治疗更佳的疗效。

21. 中医药治疗和西医治疗相比有什么优势？

（1）中医药治疗可缓解西医治疗带来的不良反应：西医的抗癌治疗有一定的不良反应，如损伤机体的免疫功能，影响患者的生活质量。作为西医替代治疗的中医药抗癌作用温和，可以用于治疗老年患者或体力状态差，不能耐受手术或放射治疗、化学治疗的乳腺癌患者。中医药可扶正固本，增强乳腺癌患者的机体免疫力，改善患者生存质量。

（2）中医药治疗可以治未病：乳腺癌患者康复期使用中医药治疗，可预防肿瘤复发。

22. 乳腺癌患者术后可以用中药进行调理吗？

　　乳腺癌患者术后可以用中药进行调理，中医药治疗有助于减轻放疗、化疗、内分泌治疗的不良反应，调节患者的免疫功能和体质状况，改善患者生活质量，延长生存期，可以作为乳腺癌治疗的重要辅助手段。

　　在辨证论治法则基础上，采用中药汤剂治疗是中医治疗的主要方式。至于何时开始则需要根据具体情况决定。如果患者在手术后，身体出现异常表现，如虚汗、大便差以及紧张焦虑等，就可以选用中药进行调理。如果患者在手术后需要进行放疗、化疗等辅助治疗，这时也可以服用中药进行调理，但是最好在放疗后尽早开始，这样可以改善患者出现的盗汗、睡眠差、胃口不佳以及浑身乏力等症状。

23. 如何看待治疗乳腺癌的民间偏方、祖传秘方？

　　民间偏方、祖传秘方，在治法上多采用单一以毒攻毒或清热解毒法，只有区区三五味药，有些方子在用量上也显不足，所以对于这样的方子"适合各种癌症""可治各类癌症""已经治愈多种癌症"的说法，存在高度争议，对于说"治疗各种癌症的疗效为100%"更是天方夜谭、痴人说梦。相比较而言，治癌大医家孙秉严先生和李可老先生的治癌方都是大方，其治愈率也不过50%，不可否认民间有治癌高人，治愈率可能会更高，但绝对不可能只用区区三五味药就能解决各类、各种癌症的。肿瘤患者切勿道听途说，自行服用偏方，一定要询问专业医生后进行判断。

化学治疗

新辅助化疗，又称术前化疗。乳腺癌新辅助化疗是指对于未发现远处转移的初治乳腺癌患者，在计划中的手术治疗或手术加放疗的局部治疗前进行的全身系统性化疗。

新辅助化疗的目的在于对某些局部晚期乳腺癌患者采用全身治疗，使肿瘤体积缩小、分期降低，从而使不可手术的患者获得手术治疗的机会；或是让原本不适合保乳手术的患者获得保乳机会。

术后化疗的主要目的是杀灭手术无法清除的微小病灶或隐匿的远处转移病灶，从而降低肿瘤的局部复发和远处转移概率。

25. 化疗前要做哪些准备？

　　患者在化疗前应保持良好的生理状态，作息规律，饮食得当；保持良好的心理状态也是不可忽视的准备工作。患者可以通过权威的途径，如医生、医院官方公众号了解化疗相关信息，或与病友交流，获取积极正面的信息，解除思想顾虑，树立治疗信心，更有助于恢复。同时，在化疗前，医生会通过相关的检查评估患者的状态是否适合开始化疗。

　　PICC 是经外周静脉穿刺后置入中心静脉导管术的简称，需在无菌环境下操作，在超声引导下确定位置，通过静脉穿刺，将末端导管定位于心脏大静脉，一般在上腔静脉的中下三分之一处（见图 7）。

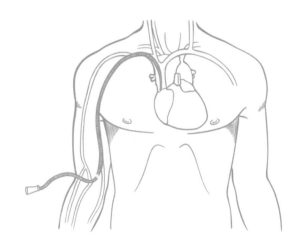

图 7　PICC 管路位置

　　CVC 是经颈内静脉穿刺置入中心静脉导管术的简称，将导管经皮肤穿刺进入中心静脉，经过颈内、锁骨下、股静脉将导管插入上下腔静脉中并保留，以提供便利的静脉通路（见图 8）。

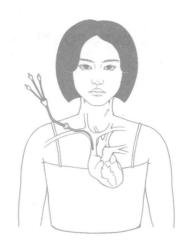

图 8　CVC 管路位置

　　PORT 输液港是指一种可植入皮下并长期留置在体内的中心静脉输液装置（见图 9）。

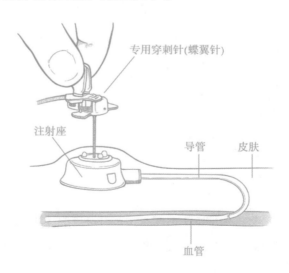

专用穿刺针(蝶翼针)

注射座

导管

皮肤

血管

图 8　PORT 输液港使用方式

如何选择 PICC、CVC 和 PORT 输液港？

（1）留置时间：CVC 为 15~30 天，PICC 可达 1 年，PORT 输液港如无并发症发生，可长期使用（10 年以上）。

（2）并发症：PICC 在置管时和留置期间都有可能发生相关并发症，其中发生静脉血栓形成和导管相关性感染的风险较高。CVC 在置管及留置期间都有可能发生相关发症，其中经股静脉置管血栓形成风险最高，经锁骨下静脉置管导管相关性感染风险相对要低。有研究表明 PICC 并发症的发生率明显低于 CVC。PORT 输液港在留置期间血栓相关风险较低，导管相关性感染风险也较高，因其需要手术，有可能会发生手术相关并发症。

（3）置管部位：PICC 常在前臂及肘部，选择贵要静脉、肘正中静脉、头静脉。CVC 常选择颈内、锁骨下、股静脉。PORT 输液港常选择前胸壁或前臂部位。

（4）置管费用：PICC 约 2000 元，一年内如维护 52 次，合计费用约 7200 元。CVC 为 300 ~ 800 元，维护约 25 元/次。输液港约 6000 元，一年内如护理 12 次，合计维护费用约 7500 元。

27. 化疗会出现什么不良反应？真的那么可怕吗？

　　因化疗药物选择性杀伤作用较差，在杀伤肿瘤细胞的同时，对正常组织细胞也造成影响，除杀伤骨髓细胞外，还会对胃肠黏膜细胞、毛囊细胞、神经细胞等造成影响，因此会出现恶心、呕吐、腹泻、皮疹、神经毒性等不良反应。但化疗药物的种类与剂量的不同、患者耐受程度的差异，均会导致不良反应的差异性。同时，如前面问题提到的，在化疗期间患者需要调整好心理状态，太过忧虑，害怕自身的反应，也有可能会加重化疗的不良反应。所以，放平心态，好好认识为什么会发生化疗不良反应，是可以缓解的。

28. 如何预防和缓解化疗不良反应？

化疗不良反应可以分为以下几类：骨髓移植、胃肠道反应、脱发、心肝肾功能损害、过敏反应。主要预防措施如下：

（1）通常在化疗后第3~5天白细胞开始下降，7~10天降至最低，之后逐渐回升，此时应严格注意防止并发症发生。一般在第4、7、10天查血常规，在第5~8天使用"升白药"（重组人粒细胞集落刺激因子）。化疗后如有发热或特别乏力，应立即查血常规并通知医生及时处理。

（2）化疗时合理安排饮食，可以减轻胃肠道反应。化疗当天，饮食应少量、清淡，避免过油、过咸、过甜、过辣。经静脉输注化疗药物时需空腹进行，因此，应在化疗前3小时进食，等静脉给药时食物已经基本消化排空，化疗结束后晚饭晚些吃，可减少恶心、呕吐的症状。口服化疗药物在饭后半小时服用较好，待血药浓度达高峰时，已呈空腹状态，消化道反应会轻一些。

（3）脱发是暂时性的，一般化疗结束一两个月以后，头发就会慢慢长出来，发质甚至比以前更好。化疗期间，头发最好剪成短发，选择相对温和的洗发液或清水洗头发；不用胶梳、硬梳子梳头发，多用木梳、牛角梳、软梳会促进头皮血液循环，加快头发生长。脱发后，头皮很敏感，应避免使用刺激性的香皂或洗发水。

在饮食上选择富含氨基酸（鸡蛋、坚果、牛肉、深海鱼）、维生素（新鲜蔬菜、水果）的食物可促进头发生长；海带、芝麻、核桃等富含碘的食物，可改善头发色泽；鱼肝油等富含维生素 E 的食物，可抵抗毛发衰老，促进细胞分裂，使毛发生长。

（4）化疗前可常规使用一些药物，减轻化疗药物对身体脏器的损害。

（5）过敏反应：分为两大类，一类是急性过敏反应，还有一类是慢性过敏反应。急性过敏反应多见于紫杉类，如多西紫杉醇、紫杉醇，少数人可能出现严重过敏反应，因此必须提前进行预处理，也就是在输注紫杉醇前 12 小时分两次服用地塞米松片。

放射治疗

放射治疗，简称"放疗"，也就是俗称的"照光"，顾名思义就是利用放射线杀死癌细胞的治疗手段。术后放疗是为了杀灭潜在残留的癌细胞，以降低复发的风险、延长生存率。以下三种情况的乳腺癌患者需要放疗：①接受保乳手术；②接受乳房切除术，并存在肿瘤直径大于5cm或腋窝淋巴结转移；③出现转移情况，如局部复发、骨转移等。

30. 放疗在什么时候做？需要放疗多久？

　　根据患者的具体情况不同，总疗程可以短至 1~2 周，也可以长达 6~7 周。对于手术后无辅助化疗计划的患者，推荐在手术之后 4~8 周内开始放疗；对于手术后接受辅助化疗的患者，推荐在辅助化疗结束后 2 周开始放疗。

31. 放疗前需要准备什么？

放疗前需要做以下准备：

（1）照射部位禁贴胶布，禁涂药膏，禁止打针注射。

（2）不用刺激性的洗涤剂。

（3）照射部位的皮肤严禁暴晒。

（4）穿宽大、柔软的棉质内衣，上衣最好选择低领、对襟、易穿脱的款式。

（5）术后患者须等伤口完全愈合后，再行手术区域放疗。

32. 放疗常见的不良反应是什么，该如何处理？

1.皮肤损伤

（1）当照射部位皮肤出现灼烧感、瘙痒感时，可用0.2%冰片淀粉或消毒干燥的滑石粉涂抹患处，保持患处皮肤干燥、透气。不能使用凡士林软膏及湿敷，尽量不用肥皂清洗患处皮肤，忌用力搓擦、抓挠。

（2）当照射部位的皮肤出现红肿或干性脱皮，应停止照射2~3天，待局部受损皮肤恢复，避免皮损进一步发展成为湿性脱皮。

（3）当照射部位皮肤出现充血、水肿、渗液、糜烂甚至溃疡时，应暂停放疗。可用氯地霜外敷，或硼酸溶液湿敷，以促进皮损愈合。可用庆大霉素等湿敷，以达到消炎、抗感染、加速组织修复的目的。禁用酒精擦拭。

（4）对于皮肤破溃合并细菌感染者，若破溃较局限、感染较轻，可外用抗炎药膏，如红霉素软膏、氯霉素软膏；当感染严重时，需加用静脉抗炎药物，如青霉素、头孢。

2.恶心呕吐

（1）厌食可食用山楂等开胃食品,或口服维生素B_6片、开胃片等药物。

（2）当出现恶心呕吐时，应保持卧床休息，多喝温开水，少食多餐，禁食油腻荤腥食物；口服维生素 B_6 片、甲氧氯普胺片等药物可减轻症状；呕吐严重时可肌肉注射甲氧氯普胺等止吐药。

（3）症状严重、止吐效果不佳时，应暂停放疗。

3. 发热

（1）非感染因素导致的发热：体温低于38℃时，不必使用退热药物，多饮水、休息，物理降温即可；体温超过38℃，有明显的全身不适感，应使用解热镇痛药物（如阿司匹林、吲哚美辛等），同时头部冰敷，物理降温。

（2）感染因素导致的发热：依据血常规、血培养等检查结果，选择敏感的抗生素积极抗感染治疗。若体温超过38.5℃，需使用退烧药；严重的感染，要请感染科会诊后确定治疗方案。

4. 脱发

放疗引起的脱发只是暂时的，之后还会再长出来，但每个人长出头发的时间不同，在此期间，介意脱发的患者可佩戴假发或帽子。

5. 乏力

放疗患者每天晚上睡眠时间应该至少达 8 小时，日间要午睡。同时要配合轻度锻炼，可以通过散步、快走等活动来增强精力。

6. 白细胞下降

放疗期间，患者要每周检查血常规，如果发现中性粒细胞和血小板低于安全水平，应该延迟放疗。通常临床发现患者骨髓抑制程度并不显著，可以通过口服一些升白细胞或血小板的中药来提升白细胞和血小板水平，也可以吃补气血的食物来增强抵抗力。

33. 放疗结束后，还需要保护皮肤吗？

由于放疗对局部皮肤的损伤在短期内是持续存在的，如皮肤的色素沉着可能持续数月才能恢复正常，因此放疗结束后需要继续保护局部皮肤 3~4 周。首先注意暴露溃烂皮肤，保证皮肤表面通风、透气。避免自行涂用消炎或润肤类化学药品，如红汞、万花油，甚至常用的碘酒、酒精等；局部摩擦也要避免；可以在专业医生指导下，外用复方维生素 B_{12} 或重组人表皮生长因子，以促进创面愈合；若皮肤合并感染，需专科诊治，局部皮肤换药，等待皮肤愈合。

内分泌治疗

34. 什么是内分泌治疗？有什么效果？与化疗有何不同？

　　内分泌治疗是通过改变乳腺癌生长所依赖的内分泌环境，降低雌激素水平，抑制肿瘤生长，达到临床缓解的目的。因此，内分泌治疗是乳腺癌治疗的选择方式之一，如果患者的肿瘤生长对激素是敏感的，也就是临床医生说的雌激素、孕激受体阳性，患者就可以选择内分泌治疗。与化疗相比，除作用原理不同外，其治疗时间、治疗效果和产生的不良反应也不同。

35. 绝经是否会影响乳腺癌的内分泌治疗？

绝经反映的是卵巢功能的衰竭。卵巢状态不同，内分泌治疗所选择的药物也将不同。绝经后女性体内雌激素主要由肾上腺产生的雄激素前体经芳香化酶作用而生成，因此，绝经后乳腺癌患者内分泌治疗首先推荐以芳香化酶抑制剂类药物为主，如阿那曲唑、来曲唑和依西美坦等。

绝经前乳腺癌患者由于卵巢功能尚在，内分泌治疗首选以选择性雌激素受体调节剂类药物治疗为主，如他莫昔芬、托瑞米芬和雷洛昔芬；必要时联合卵巢功能抑制剂，如戈舍瑞林。

36. 内分泌治疗从什么时候开始？要多久？

　　如果不需要其他的治疗，一般在术后 4~6 周开始进行内分泌治疗。需要进行辅助治疗的话，为了降低可能出现的并发症的风险，一般在化疗结束后就开始进行内分泌治疗。内分泌治疗药物服用时长通常为 5 年。医生可根据患者的复发风险、经期状态决定药物的服用时长，如高危患者应用他莫昔芬 5 年后，处于绝经后状态可继续服用芳香化酶抑制剂 5 年，未绝经可继续使用他莫昔芬满 10 年。

37. 内分泌治疗的药物有哪些？使用时需要注意什么？

　　同"问题35"，内分泌治疗的药物使用取决于患者的月经状态。主要包括三类：①芳香化酶抑制剂类，如阿那曲唑、来曲唑和依西美坦等。用于绝经后乳腺癌患者。②选择性雌激素受体调节剂类，如他莫昔芬、托瑞米芬和雷洛昔芬。用于绝经前乳腺癌患者。③卵巢功能抑制剂，如戈舍瑞林。用于高复发风险的患者。

　　使用他莫昔芬的患者需要注意子宫内膜增厚的情况，每6~12个月行一次妇科检查，通过B超检查了解子宫内膜厚度；同时内分泌治疗期间需要注意密切关注血脂和骨质的变化，及时预防和处理血脂代谢异常和骨质疏松。

38. 内分泌治疗有哪些不良反应？应该如何预防和缓解？

1. 潮热

选择棉质、宽松、穿着舒服的衣服；随身携带扇子，置身于凉快的环境下；保持心情的舒畅。

2. 疲劳

体育锻炼是应用最多的措施；瑜伽和冥想也可以缓解疲劳、提高整体生活质量、改善情绪困扰。此外，武术锻炼（如太极拳）也可改善疲劳。

3. 肌肉关节疼痛

体育锻炼同样可以改善肌肉关节痛，每周 150 分钟有氧＋两次力量训练可以明显改善疼痛的严重程度和对生活的影响，此外，北欧式健走、步行、水上运动等也有一定的积极作用。

4. 性功能障碍

芳香化酶抑制剂还可能引起阴道干燥和性交困难等问题，同时由于手术身体变化带来的社会心理影响。具体问题和干预方法可以参考"第九部分：爱与亲密关系"。

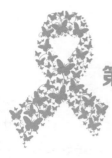

第四部分　中医技术与调养

39. 中医技术有哪些？如何发挥作用？

　　传统中医技术主要包括针灸、推拿、穴位按摩、耳穴压豆、刮痧、火罐、穴位敷贴、中药封包疗法等。乳腺癌术后患者常用的中医技术有中医经络按摩、耳穴疗法、中药沐足等。其作用原理为通过连接脏腑、体表和身体各部位的通道，可促进气血循环，从而调节内分泌和各大脏器的功能，最终减少乳腺癌患病期间的各类不良反应，如手足麻木、恶心呕吐和失眠等。

40. 有哪些穴位有助于乳腺癌术后保健?

针对乳腺癌发病的中医病因机制,引入中医经络按摩,通过对特定穴位(肩井穴、云门穴、中府穴、乳根穴)和经络的拍打、揉按、伸屈抖动,可促进患肢功能恢复,缓解患者疼痛,增强抗病能力(见图10)。乳腺癌术后进行穴位按摩,可以从以下几个阶段开始。

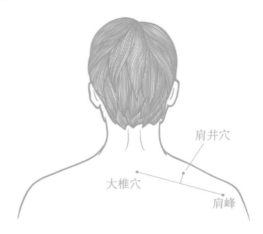

肩井穴

大椎穴

肩峰

图10 肩井穴位置

第一阶段:按摩以缓解疼痛为主,进行点压、揉按、搓捏特定穴位,以刺激手三阴经,疏通经络,促进淋巴血液回流,预防水肿,缓解上肢麻木,通过由近端到远端的向心性按摩，促进气血运行。

第二阶段：进行肩部、胸部、背部的按摩。肩井穴是治疗乳腺病的特效穴位，有着重要的作用。经常拍打肩井并同时拍打胸、背部的云门、中府、肺俞、心俞等穴位，配合患肢抬高抖动，可以加快淋巴流速，促进淋巴血液回流（见图11）。

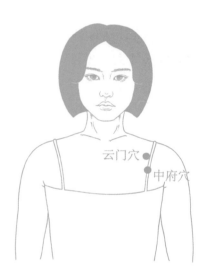

图11　云门穴、中府穴位置

41. 耳穴疗法如何治疗乳腺癌？

　　耳穴疗法适应证广、操作简便、疗效明显，通过在耳朵上寻找相关脏腑的反应点并进行施治，能调节神经平衡，镇静止痛；调节气血阴阳，提高免疫力，增强抗病能力；疏通经络，调整脏腑功能等。耳穴疗法种类包括耳穴埋豆、耳尖放血、耳廓针刺、耳穴灸法、耳穴按摩、耳部塞药、耳部贴膏药等，其中，以耳穴埋豆和耳穴按摩最常用。对乳腺癌术后患者，耳穴埋豆常用于缓解患者术后恶心呕吐、疲乏和失眠症状。选择的穴位主要包括肝、脾、胃、神门、内分泌、乳腺，每天按压 4~6 次，每次 3~5 分钟，两耳交替进行（见图 12）。

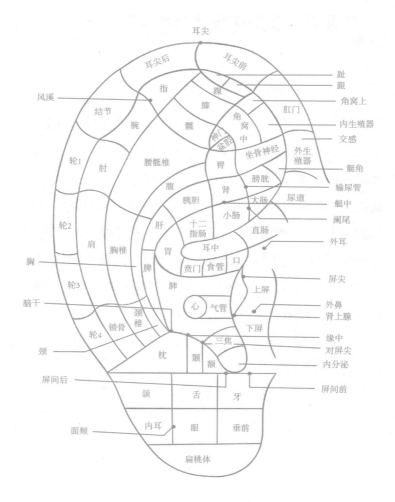

图 12　耳穴分布图

乳腺癌患者居家应用耳穴疗法，可以选择耳穴埋豆和耳穴按摩。先在耳部相应穴位附近寻找到压痛点。用 75% 酒精棉球消毒耳廓。待酒精全干后，再用王不留行籽置于压痛点，用手按压籽 3~5 分钟，力度以有酸痛感、能接受为度。如遇耳部皮肤瘙痒，或肿胀流水，此为过敏反应，应立即停止耳穴贴压治疗，严重者应到皮肤科治疗。

　　不宜使用的情况：①耳廓有炎症、冻疮、湿疹、破溃的部位不宜使用；②严重心脏病患者不宜使用。

　　使用期间的注意事项：①严格消毒，预防感染，若见局部红肿可用碘伏消毒，外用消炎药，防止软骨炎。②告知患者垂直按压操作，避免反复揉压。如出现疼痛不适，及时告诉医生，以防皮肤破损感染。③保留天数：夏季 3~5 天，冬季 5~7 天。如有脱落、潮湿及时更换耳穴贴。

中药沐足能改善乳腺癌化疗患者骨髓抑制的状况，帮助患者提高舒适度和生活质量。可以咨询专业医生，通过辨证来选择相应的沐足药物。

居家沐足时，在保温沐足桶中加入 38~42℃热水 3000ml，然后放入艾叶、当归、干姜颗粒各 30g，液面高度高于患者的脚踝即可。沐足时患者须裸露双足，相互搓动双足至微微出汗，沐足时间以 30 分钟左右为宜。沐足后用毛巾擦干并仔细检查皮肤有无烫伤，然后放松双足。20:30 进行，每天 1 次，7 天一疗程。

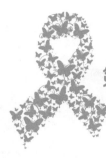

第五部分　营养与食疗

44. 什么是食疗和药膳？

中医学素有"药食同源"理论，即食物和药物一样能够防治疾病，每种食物具有"四性""五味"。四性是指寒、凉、温、热，五味即酸、苦、甘、辛、咸。

食疗（dietetic therapy），指根据不同的病证，选择具有不同作用的食物，或以食物为主适当配伍其他药物，经烹调加工制成各种饮食，以治疗疾病的方法。

药膳（medicated diet），是用中药与食物共同调制而成的食品。因所选用的药物与食物的成分不同，可以使其分别具有疗疾、防病、强身、益寿等不同功能。

45. 出院后的饮食原则是什么？

1. 饮食总原则

（1）食物多样，合理搭配。

（2）吃动平衡，健康体重。

（3）多吃蔬果、奶类、全谷、豆类。

（4）适量吃鱼、禽、蛋、瘦肉。

（5）少盐少油，控糖限酒。

（6）规律进餐，足量饮水。

（7）会烹会选，会看标签。

（8）公筷分餐，杜绝浪费。

2. 需要少吃的食物

（1）高脂肪、高糖、高热量食物，如肥肉、乳酪、奶油等。

（2）雌激素高的食物，如胎盘制剂（紫河车）、雪蛤、燕窝等。

（3）对具有美容效果的口服保健品尤其应当慎用。

（4）生葱蒜、南瓜、酒精、肥甘厚味等助火生痰有碍脾运的食物慎食。

3. 可以适当多吃的食物

鱼类、海藻及植物性蛋白、粗纤维食物，如新鲜蔬菜、豆类及豆制品、蕈菌类食物等。

4. 可以适当食用的食物

（1）疏肝解郁，健脾除湿食物。如花椰菜、菜花、玫瑰花、菊花、荷花、百合、紫苏、桂花等。

（2）芹菜、薄荷、葱、香菜、荆芥、藿香、陈皮、艾叶等可作为配菜食用，还能辅助清除湿气、健脾。

（3）海带、海藻、紫菜、牡蛎、芦笋、鲜猕猴桃等具有化痰软坚散结功能的食物可适当食用。

46. 乳腺癌患者需要忌口吗？

　　有些人听闻"发物"会加速肿瘤复发转移，便拒绝食用鸡蛋、海鲜、猪肉等食物。其实癌症患者的饮食需要全面均衡，饮食习惯良好的人能更好地克服治疗不良反应，甚至可以耐受更大剂量的药物治疗。

　　（1）海鲜：能吃，合适烹煮。

　　适量食用海鲜能够补充患者治疗过程中的体能消耗，提高机体免疫功能和抗病能力。建议选择牡蛎、深海鱼这些富含营养的海鲜，但需要注意，带壳类的海鲜易携带寄生虫，需要高温烹煮后进食，以免病原体入侵，过敏体质患者也要慎食。

　　（2）豆浆：能吃！

　　这是一个老生常谈的食物了。豆浆不仅不会增加患癌风险，更是天然的优质蛋白质的来源。而豆浆中的植物雌激素与人体的雌激素是不一样的，植物激素在人体内与雌激素受体结合可产生类似的作用，但是这个作用与人体的雌激素相比小得多。

　　大量研究证实，适量吃豆制品可以预防乳腺癌，英国杂志《癌症》（*Cancer*）中更有研究表明，消耗大量异黄酮的乳腺癌患者，其死亡风险与低消耗异黄酮的患者相比降低了21%。

（3）蜂蜜水：能吃！

很多患者对于蜂蜜水的疑惑不少于豆浆，蜂蜜中的确含有少量的植物雌激素，但是同豆浆一样，对人体产生的作用微乎其微。

如果患者因为喝了一杯蜂蜜水而担心一整天，那建议不要服用，以免由于心理作用适得其反。但是不建议患者食用蜂王浆。

47. "饥饿治疗"真的可以饿死癌细胞吗？

　　饥饿疗法又称绝食，属于食疗范畴。绝食能激发身体潜能，但程度深浅不一；绝食会导致元气不固，营气涣散，机体合成物质的能力很微弱。体能主要来自身体的物质分解，一般不能超过 7 天。绝食时间太长，势必造成严重的营养不良，甚至加重病情。

　　网上流传治疗癌症的"饥饿疗法"，认为经过 3~5 天完全断食，每天只喝适当的水，癌细胞就会迅速死亡，此说法不对。当我们摄入充足的营养时，癌细胞确实能吸收到更多的营养；但是当我们摄入营养不足的时候，癌细胞就会从掠夺食物中的营养变为掠夺身体的营养。饥饿疗法的结果是身体日渐消瘦，而肿瘤不断长大。

48. 抗癌的食物有哪些？

（1）增加饮食中 ω-3 不饱和脂肪酸与 ω-6 不饱和脂肪酸的摄入，能够降低乳腺癌的发生风险，包括深海鱼、牛羊肉、草饲的猪肉及鸡肉。

（2）增加奶制品的摄入频率，可降低乳腺癌的发生风险。

（3）咖啡因可降低绝经后女性乳腺癌的发病率。

（4）大豆食品可降低乳腺癌的死亡和复发风险。

（5）建议增加蔬菜、水果、全谷类食物和优质蛋白的摄入，限制酒精、红肉和加工肉制品的摄入。

49. 乳腺癌患者适合吃什么水果？

西红柿含有番茄红素和其他一些尚未研究清楚的营养元素。食用西红柿可以降低罹患癌症的风险。

葡萄含有丰富的白藜芦醇。白藜芦醇具有很强的抗氧化和抗炎作用，可以阻止引发癌变过程的细胞损伤。但目前还没有足够的证据表明吃葡萄或喝葡萄汁可以预防或治疗癌症。

蓝莓中含有的抗氧化剂可以通过清除体内的自由基，从而避免自由基对细胞造成伤害。可以在麦片、酸奶、沙拉中加入蓝莓补充浆果类的摄入。

草莓，除含有丰富的维生素外，还含有强氧化剂鞣花酸，可以使一些致癌物质失活，减缓癌细胞生长。

猕猴桃，富含维生素 C。可助力肠道健康，改善代谢问题。每天食用 2~3 个猕猴桃可改善血压，并且可降低乳腺癌的死亡率。

苹果的槲皮素是具有潜在抗病能力的天然提取物，但主要存在于表皮中，通过正常摄入即可。

50. 疏肝理气、化痰散结的食物和食疗方有哪些？

疏肝理气、化痰散结的食物和食疗方有哪些？包括陈皮、丝瓜、李子、海带、紫菜等。茶饮可选择枸杞陈皮李子茶：枸杞子 100g、陈皮 30g、李子 4 枚，加水煎汤代茶饮。

调理冲任、补益肝肾的食物和食疗方有哪些？可选择红枣、甲鱼、桑葚、黑木耳等。食疗方可选花生薏仁汤：花生、薏苡仁、赤小豆、红枣各 100g，洗净加水煮熟即可食用。

52. 清热解毒、活血化瘀的食物和食疗方有哪些？

清热解毒、活血化瘀的食物和食疗方有哪些？包括莲藕、苦瓜、葡萄、柠檬、白菜、茄子、香菇等。食疗方如蒲公英粥：蒲公英 50g 洗净切碎，煎取药汁去渣，入粳米 100g 同煮为粥即可。

53. 益气养血、健脾补肾的食物和食疗方有哪些？

益气养血、健脾补肾的食物和食疗方有哪些？包括龙眼肉、大枣、茯苓、山药、黑芝麻等，也可多食瘦肉、牛奶及蛋类等。食疗方如杞子红枣煲鸡蛋：鸡蛋 2 个、红枣 8 颗、枸杞子 20 颗左右，红糖少许。

54. 益气养阴的食物和食疗方有哪些？

益气养阴的食物和食疗方有哪些？包括黑木耳、银耳、鸭肉等。食疗方如枸杞黄芪排骨汤：适量的排骨、枸杞和黄芪，炖汤即可食用。

55. 化疗期间怎么吃？哪些中医食疗方可以补充营养？

　　化疗期间应少量多餐，尽量不要食用油炸或油腻食物。

　　化疗易耗伤阴津，故宜服甘凉滋润食品，如杏仁露、枇杷果、白梨、乌梅、莲藕、香蕉、胡萝卜、苏子、银耳、橄榄等。

　　化疗时若出现消化道反应，可选和胃降逆、益气养血的食物，如鲜姜汁、甘蔗汁、鲜果汁、佛手、番茄、生薏米、粳米、白扁豆、灵芝、黑木耳、向日葵子、桂圆肉、羊肉等。

56. 化疗期间出现不良反应可以怎么吃？

（1）化疗期间胃肠道反应比较严重（恶心呕吐）的患者，应避免甜食和油腻的食物，保证足够液体的补充，维持水、电解质稳定，必要时可遵医嘱，予以静脉补液治疗。

（2）化疗药物影响小肠细胞的正常代谢，使肠道功能紊乱，造成腹泻。

①多饮水，最好是果汁饮料，以补充体内丢失的钾，还可进食富含钾的食物，如香蕉、橘子、土豆、桃等，以减轻乏力的症状。

②使用无刺激、纤维素少的饮食，腹泻严重时可在医生指导下进流食，待症状缓解后，逐渐增加纤维食物。

③不要食用牛奶及乳制品，防止腹胀。

④少量多餐。

⑤注意观察大便情况，如果出现与以往不同的症状，应及时就医。腹泻严重时需要到医院就诊。

（3）由于化疗药物对消化道黏膜的直接刺激作用，以及患者体质虚弱、活动减少等原因，导致肠蠕动减慢，容易发生便秘。

①多进食富含维生素 A、维生素 C、维生素 E 的新鲜蔬菜、水果及含有粗纤维的糙米等。多食白萝卜、果酱、生黄瓜等可以产气食物以增加肠蠕动。多饮水。

②适当增加活动量，如饭后散步等，不要过度劳累。

③养成定时排便的好习惯。

（4）化疗期间如果出现口腔溃疡，可能是化疗药物损伤口腔黏膜细胞所致。

①养成餐前饭后刷牙的习惯，使用软毛牙刷，并经常用盐水漱口。

②戒烟、戒酒，保持口腔清洁。

③避免食用刺激性较强或粗糙生硬的食物。

④进食时要细嚼慢咽，食物温度要适宜。

⑤化疗 7 天后，要注意观察口腔内的变化，如有不适及时就医。

57. 放疗期间怎么吃？哪些中医食疗方可以补充营养？

放疗会损伤人体的津液，所以很多患者放疗后会出现口干舌燥、喝水不解渴、舌绛红等临床表现，建议如下：

平时多食用能够补充人体水分的食物，比如梨汁、银耳、枸杞等，多喝汤。

乳腺癌患者因经历手术、化疗等治疗，体内的元气受损，脾胃功能比较虚弱，建议不要进食生冷的食物，可食用温热、易消化的食物，如果放疗后脾胃损伤比较严重，建议到医院专科就诊，进行中医调理。

食疗方：番茄红枣汤。功效：气血双补，健脾开胃。

58. 乳腺癌患者可以吃膏方吗？

　　乳腺癌术后可以吃膏方，但是要讲究时机。膏方，从其起初的作用来说，可将其称为"补膏"，以往多注重其补养的功效，在养生保健方面的应用较为普遍，也是民间冬令进补的常用方法。

　　"扶正祛邪"是治疗乳腺癌的根本大法，并强调扶正为主，辅以祛邪，所以乳腺癌术后患者，可以选择膏方进行调治。但是，乳腺癌术后，再加经历化疗、放疗、靶向治疗等辅助治疗，患者机体体质状态可能并不稳定，变化较大，所以一般手术后前3年内，不建议采用膏方调治，3年以后，若状态平稳，仍有虚损表现，可以进行膏方调治。膏方不可以替代药物，尤其不能替代治疗乳腺癌的内分泌药物、化疗药物等。

59. 灵芝孢子粉、灵芝、冬虫夏草和人参等补品可以吃吗？

（1）灵芝孢子粉：可以吃。它是一种中成药，由破壁灵芝孢子组成，具有健脾益气、养心安神的功效，可用于心脾两虚、病后体弱肿瘤患者的辅助治疗。乳腺癌属于恶性肿瘤，可以吃灵芝孢子粉提高乳腺癌患者的抵抗力，增强体质。

（2）灵芝：能吃。它是一种在中国已有上千年的药用历史的多孔菌类。在中国传统医学中，因其有延年益寿、滋补安神的作用，将其归为扶正固本类药物。现代研究证明灵芝抗肿瘤的两种主要成分为灵芝多糖和灵芝三萜类物质。灵芝多糖主要以免疫调节的方式，通过增强体内免疫细胞的活性，识别并杀伤肿瘤细胞，遵循中医所说的"扶正"特性，而灵芝三萜类物质则直接发挥抗肿瘤作用，符合中医所说的"祛邪"。因此，乳腺癌术后服用灵芝，也能提高自身的免疫力，缓解化疗后的各种不适症状。

（3）冬虫夏草：能吃。冬虫夏草性甘温，归肺、肾经，有补肾填精、滋阴益气的功效。现代药理学研究表明，冬虫夏草能抑制癌细胞裂变，阻止癌细胞扩散，显著提高体内 T 细胞、巨噬细胞的吞噬能力，使它们与癌细胞战斗的能力大大增强。有效减轻癌症患者的痛苦，减轻化疗所带来的副作用，同时通过提高人体的免疫力来提高人体对癌症细胞的抵抗作用。

（4）党参：能吃。党参切片食用为宜。党参性平，作用温和，具有补中益气、养血和胃的功能。肿瘤患者在放化疗期间血细胞低下，适当吃些党参有助于减轻血细胞降低的症状。党参切片比党参段煎出的有效成分多一倍，所以在食用时以切片为宜。值得注意的是，党参具有补气的功效，不宜与白萝卜同食。

（5）西洋参：能吃，但不能与白萝卜一同服用。放化疗后的患者可以吃西洋参，有助于减轻在接受放化疗时所引起的不良反应。西洋参中的皂苷可以有效增强中枢神经系统的功能，改善患者癌因性疲劳、失眠等症状，但过量食用西洋参会产生一些副作用。咳嗽有痰、水肿、体湿的患者过多食用西洋参会加重病情，不建议食用。

长期食用冬虫夏草、冬虫夏草粉及纯粉片等会造成砷过量摄入，并可能在人体内蓄积，存在较高风险。虽然术后补品甚多，但仍要注意，服用不同补品并不能产生 1 + 1 > 2 的效果，一起吃很可能反而导致效果降低。我们时常会将补益药与一些食材炖汤服用，要注意具有通气作用的萝卜、豆制品等，不能与补益药同时食用，会降低营养物质的吸收。

最后，特别提醒，人参、灵芝、冬虫夏草近年来因具有抗癌作用备受患者及家属推崇，导致市面上销售的各式各样的人参、灵芝、冬虫夏草类抗癌补品质量参差不齐，患者在购买时需要详细咨询并提高警惕。

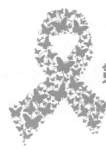

第六部分　生命与运动

60. 乳腺癌术后为什么既要加压包扎、制动，又要早期功能锻炼？如何协调？

　　乳腺癌术后需要用纱布和胸带进行加压包扎，还会从手术室带回管道和收集液体的容器。目的是使手术部位保持适合的负压，排出渗液，使组织和皮肤相贴，以防止血肿、避免感染、促进创口愈合。同样，医生可能会告知您，术后患侧肢体要制动，也是避免渗液增多影响创口愈合。随后，医生会根据引流量和创口愈合的情况，拔除管道和松解胸带。

　　而早期功能锻炼，是为了训练关节活动，促进局部组织的血液循环及淋巴回流，以预防和减轻肌肉萎缩、瘢痕硬化等并发症。早期功能锻炼并不是要求术后就像以往一样开始活动，而是要循序渐进。从远端逐渐活动到近端，如先活动手掌、手腕和前臂，再到肩部。制动和锻炼的衡量，最重要的是通过引流量和创口愈合的情况进行判断，可谓动中求静，静中有动。

61. 乳腺癌术后如何进行肢体功能锻炼？有哪些注意事项？

乳腺癌患者术后可进行肢体功能锻炼，方式和示例如表3所示。

（1）术后24小时~2天，练习握拳、伸指、屈腕。

（2）术后3~4天，在前期锻炼的基础上进行前臂伸屈运动。

（3）术后5~7天，在前期锻炼的基础上进行患侧的手摸对侧肩、同侧耳训练（可用健肢托患肢）。

（4）术后8~10天，练习肩关节抬高、伸直、屈曲至90°，可以开始用患侧手刷牙、洗脸、吃饭，尽可能将上肢保持在心脏以上水平。

（5）术后10天后，进行肩关节爬墙训练。

表3　乳腺癌术后锻炼方式及示例

时间	锻炼方式	示例
术后24小时~2天	练习握拳、伸指、屈腕	术后24小时~2天　握拳、伸指　　屈腕

时间	锻炼方式	示例
术后 3~4 天	在前期锻炼的基础上进行前臂伸屈运动	前臂伸屈运动
术后 5~7 天	在前期锻炼的基础上进行患侧的手摸对侧肩、同侧耳训练（可用健肢托患肢）	术侧的手摸对侧肩　　术侧的手摸同侧耳
术后 8~10 天	练习肩关节抬高、伸直、屈曲至90°，可以开始用患侧手刷牙、洗脸、吃饭，尽可能将上肢保持在心脏以上水平	上肢屈曲至90°

时间	锻炼方式	示例
术后 10 天后	进行肩关节爬墙训练	 手指爬墙训练 脚前端距墙30cm,手指由低到高顺势而上,直至达到最大高度 停顿5-10s再回至起点,时间持续10min为宜,每天练习3~6次

　　乳腺癌术后肢体功能锻炼需要注意引流量和创口愈合情况。术后 7 天内（尤其腋下引流管拔除前）限制肩关节外展，术后 7 天后引流液大于 50 ml、出现皮下积液等情况时需要继续限制肩关节活动，避免肩关节外展。当引流管拔除，创口愈合后可以逐渐增加肩关节的锻炼强度，包括爬墙训练和功能锻炼操。

62. 乳腺癌术后多久可以恢复工作？

　　手术治疗后身体动能恢复正常后就可以回归工作。重返工作不仅是回归正常生活，也能够帮助患者实现自我价值和社会价值，减轻家庭经济负担。患者可以根据自身的康复情况，做好重返工作的准备，包括身体和心理。需要注意的是，回归工作应该量力而行，避免疲惫。尽量避免重体力活动和作息不规律的工作。工作不是生活的全部，试试多鼓励自己，期望少一点。管理自己的健康，健康饮食，积极锻炼，收获身体的康复，也是巨大的成就和财富。

63. 乳腺癌术后运动有什么作用？什么时候开始运动？

运动一直被认为是许多慢性病康复的核心要素，也是乳腺癌术后重要的康复方式之一。术后早期的功能锻炼能够预防肢体功能障碍和淋巴水肿；在治疗期和康复期的运动，能够缓解不良情绪、癌因性皮肤和睡眠障碍，增强肌肉力量、心肺功能和提高生活质量等。

从术后 24 小时到术后第 10 天，活动任务主要是循序渐进地进行术侧肢体的功能锻炼，具体运动方式参见"问题 61"。在化疗期和靶向治疗期，可以逐渐恢复以往的活动，选择步行、太极拳、八段锦等运动；在康复期，就可以根据以往的活动增加活动的方式、时间、频率和强度。术后 1 个月左右，可以开始在监督下进行渐进性阻力训练。需要注意的是，任何活动都是循序渐进，量力而行。

乳腺癌术后在伤口愈合、恢复肢体活动度后，若不存在身体不适情况，就可以恢复以往的活动。运动包括有氧运动和抗阻运动，在乳腺癌化疗期间和靶向治疗期间，患者可能会因为治疗的不良反应而不适，因此，可以先选择温和的活动。

　　有氧运动从步行开始，每次运动应该包括热身和放松活动，如原地踏步、肢体拉伸等；抗阻运动可选择功能锻炼操，也就是利用自身肢体的重量进行抗阻运动。包括热身放松在内的运动，每次应尽量达到 45 分钟，避免连续2 天没有活动。若身体不适，可以每天进行多次、持续时间在 20 分钟以内的锻炼。

　　需要注意的是，植入静脉输液港或经外周静脉置入中心静脉导管后，植入管路的一侧肢体应避免做用力过度或幅度过大的动作，如拎举重物、做俯卧撑、打网球等，以免影响静脉管路功能或使导管异位。有氧运动和抗阻运动之间应该有足够的休息时间。上肢有症状或有淋巴水肿的患者需要佩戴压力袖套。

65. 放、化疗期间如何活动可以缓解机体不适？

　　适宜的运动能够有效地缓解治疗期间的焦虑抑郁不良情绪和癌因性疲乏。在"问题64"中提到如何运动，主要目的是提高患者的运动水平，以预防相关并发症，维持机体的功能。而想要缓解不良情绪和疲乏等症状，患者需要进一步要求自己，规律运动达到8~12周。运动要求为每周3~5次，每周坚持至少150分钟的中等强度运动。中等强度主观判断可感受为运动时呼吸、心率加快，身体变暖。抗阻运动每周2~3次，抗阻运动工具包括自身重量（徒手）、器械重量、自由式器材、阻力带、自行车功率计等，从低重量、低重复和渐进式开始，比如从一瓶500ml水开始，再次锻炼至少间隔48小时。

　　要注意的是，患者若准备进行多形式的有氧运动和抗阻运动应该咨询专业医护人员，如康复师、淋巴水肿治疗师，请他们给予个性化的运动指导和计划，以保证运动安全。

淋巴水肿高风险的患者应进行适当的肢体锻炼，一方面防止水分在组织间隙再次聚集，另一方面肢体在运动状态下会对患肢软组织产生一定的压力或驱动力，协助淋巴管完成输送功能。

　　在运动前，需要穿戴好压力袖套或弹力绷带；不可穿紧身衣物如紧身内衣、乳房假体。疏通密集处淋巴结，分别对按摩锁骨上、腋窝下、腹股沟的淋巴结各 30 秒（见图 13）。

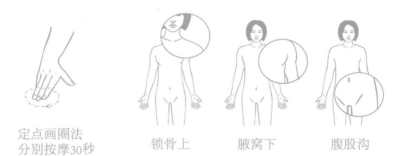

定点画圈法　　　　锁骨上　　　　腋窝下　　　　腹股沟
分别按摩30秒

图 13　淋巴结按摩位置

　　在锻炼前进行腹式深呼吸运动，呼吸 1~2 次（见图 14）。

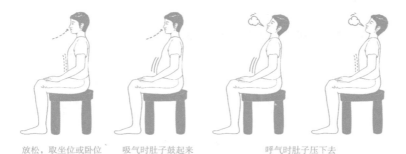

放松，取坐位或卧位　　吸气时肚子鼓起来　　　　呼气时肚子压下去

图 14　腹式深呼吸运动

肢体锻炼包括①肩部环转；②扩胸运动；③肩部屈伸；④肩部内收；⑤肘部屈伸；⑥前臂旋转；⑦腕部掌拍；⑧抓握活动。每个动作 10~15 次，具体操作可参照下图进行跟练。同时，也可以配合进行适当的有氧运动和抗阻运动（见图 15）。

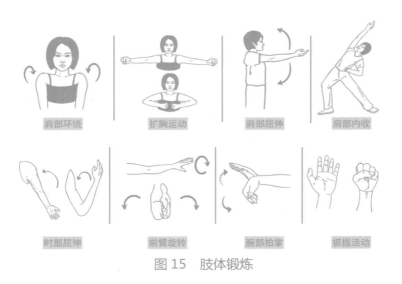

肩部环绕　　　　扩胸运动　　　　肩部屈伸　　　　肩部内收

时部屈伸　　　　前臂旋转　　　　腕部拍掌　　　　抓握活动

图 15　肢体锻炼

67. 中医功法如何发挥其作用？

　　中华五千多年文明源远流长。《素问·调经论》云："五脏之道，皆出于经隧，以行血气，血气不和，百病乃变化而生。是故守经隧焉。"意思是，五脏是人类生命的根本，五脏通过经脉相互联系以运行血气，人若血气不和，就会发生各种疾病。而相关中医功法通过宁神调息，疏通筋络，调节脏腑功能，以达到强身健体、延年益寿的功效。常见的中医功法包括八段锦、太极拳和五禽戏等。

八段锦　动作柔和缓慢，古人把这套功法比喻为"锦"，意为动作舒展优美，柔和连绵，滑利流畅，松紧结合，动静相兼，神与形合，气寓其中。八个动作相互联系，又相对独立，每个动作都对应相应脏腑，使三焦、肝肺、脾胃、心肾等都能得到相应的调理，综合起来则可以对人体五脏六腑、气血经络进行整体调节（见图16）。八段锦的锻炼时间约为12分钟。

太极拳　主张"以意导气以气运身"，用意念统领全身，通过入境放松、以意导气、以气催形的反复习练，达到修身养性、陶冶情操强身健体、益寿延年的目的。相关动作松静自然，能屈能伸，不用拙力，牵一发而动全身，动作柔和，以柔克刚，能够调和阴阳、通畅气血及协调脏腑。太极拳对治疗慢性疾病和改善身体健康状态有积极的作用。太极拳的版本较多，包括陈氏、张三丰原式和二十四简式等，时间在6~20分钟不等。

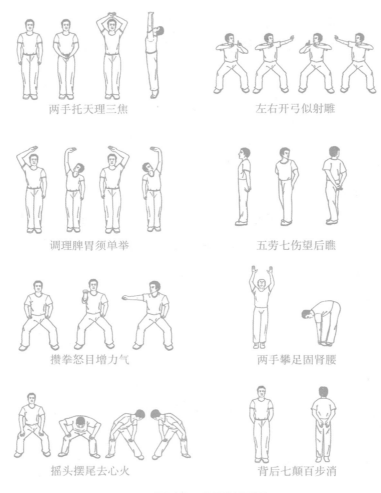

两手托天理三焦

左右开弓似射雕

调理脾胃须单举

五劳七伤望后瞧

攒拳怒目增力气

两手攀足固肾腰

摇头摆尾去心火

背后七颠百步消

图 16　八段锦图解

　　五禽戏　模仿虎、鹿、熊、猿、鸟五种动物的生活习性和神态，结合中医学的阴阳、五行、脏象经络、气血运行的理论创作而成的养生医疗功法。虎练骨，活动腰部及四肢；鹿练筋，以伸筋拔骨的舒展动作为主；熊练脾胃，以肩胯带动躯体和四肢运动；猿练心，以上肢带动躯体运动；鸟练皮毛，以上肢运动来带动全身运动。通过形体运动、导引吐纳，刺激不同的穴位，疏通不同的经络，使气血畅通，增强体力，调心养神，提高人体免疫力（见图17）。练习五禽戏的时间约为6分钟。

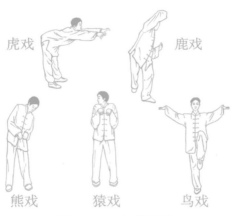

图 17　五禽戏图解

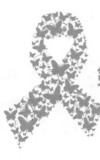

第七部分 生活与心理

69. 乳腺癌患者可能会出现什么心理问题？

乳腺癌患者容易出现焦虑、抑郁、自卑、恐惧等不良情绪。临床调查显示，乳腺癌患者在术后 2 年内仍有高达 45% 左右的焦虑及 60% 的抑郁存在，在治疗期间患者焦虑的发生率更是高达 90% 以上。乳腺癌患者的心理问题可大致分为以下几类。

（1）否认心理：在治疗初期，患者因无法接受形体上的改变，否认自己罹患癌症的事实，无法接受现实。

（2）焦虑心理：患者对于重新回到社会生活和家庭生活感到焦虑，担心和害怕他人对自己的看法，特别是伴侣和家庭成员对自己的看法。

（3）恐惧心理：患者因缺乏对疾病的了解，担心治疗的副作用和癌症复发，对后期治疗信心不足，对疾病产生恐惧心理。

（4）抑郁心理：当治疗产生副作用，或治疗效果不佳时，患者会表现出悲伤、哭泣、沉默寡言、抑郁、食欲不振等。

70. 如何正视癌症？

　　请相信，诊断为乳腺癌并不是宣布死刑，全球每年有超过 150 万妇女被诊断为乳腺癌，但是她们经过适当的治疗后仍然能快乐、多姿多彩地生活着。

　　乳腺癌是一种早期发现并经过正规治疗完全可能治愈（经过各种治疗后，患者 5 年内没有复发或转移）、晚期仍可带瘤长期生存的疾病。一般来说，非晚期患者都有非常高的治愈率（超 80%）。所以说，积极的态度是乳腺癌患者最好的盟友，避免一系列影响治疗和康复的负面情绪，动员一切可以让自己获胜的力量，相信你终将战胜病魔。

71. 不良情绪会影响乳腺癌的恢复吗？

　　研究表明，不良情绪可以抑制机体免疫系统和扰乱内分泌平衡，从而不利于乳腺癌的恢复。如果把乳腺癌比作"雪"，那么不良情绪就是"霜"。雪上加霜，苦上加苦，推波助澜。不良情绪会加速乳腺癌进展，危害愈加严重。

　　良好的情绪是治疗癌症的良医。正确对待疾病，树立信心，振作精神，坚定意志，自身的免疫系统才能更好地运转，药物才能更好地发挥作用，这才是"雪中送炭"。实践证明，凡精神乐观、自信心强、积极与医生配合、按方案治疗、定期复查的癌症患者，往往疗效较佳；反之则较差。保持健康的心理状态和乐观的情绪，有利于机体内分泌正常地调节活动，对预防乳腺癌的复发极其重要。

72. 确诊乳腺癌后，如何应对各种不良情绪？

（1）患者要明白自己的感受，善于发泄自己的情绪。当诊断为乳腺癌时，不仅你自身会有一些不良情绪，其实你的伴侣和家人更加不知道跟你说什么好，害怕说错话会刺激到你。所以，不必压抑自己的情绪，让你的家人、朋友们都知道你此时最需要什么，要学会向他们倾诉，来缓解你的不良情绪。

（2）组建自己的支持体系。你可以选择最亲近的家人朋友，或最新认识的病友们，或是你所信任的医护人员，和他们组成一个交流团体，定期讨论自身的疾病治疗情况、身体感受、心理感受，学习疾病知识，学习康复方法。

（3）尽量多学习和了解乳腺癌的相关知识。很多时候，最可怕的往往是未知的世界，当你了解了，一切就变得不那么可怕了。你可以向自己的主治医师和专科护士多多咨询，他们会很乐意告诉你答案。如果你习惯于从网络上自行学习，需要注意，互联网上的信息良莠不齐，甚至有些是错误的，不要尽信，最好从官方渠道来获取知识，例如医院官网、医院官方公众号、公开出版的书籍、专家讲座等。

73. 治疗过程中很容易焦虑怎么办？

作为普通人，患癌后产生一定程度的焦虑是正常现象，关键是如何缓解。

（1）正视疾病，相信医学，相信医生，充分调动自己的主观能动性，积极配合医生治疗，以保证疗效达到最佳。

（2）通过咨询主治医师或专科护士，寻找到自己能够调整和改变的病因，从而降低复发转移的风险。

（3）及时规划、重新安排自己的人生目标，量力而行，活出有价值、有意义的人生。

（4）要理解和信任家属，同舟共济，一起战胜治疗过程中的痛苦。

74. 总是担心癌症会复发怎么办？

　　大部分原发性乳腺癌，通过标准手术治疗，以及采取化疗、放疗、内分泌治疗、靶向药物等手段后，在5年内没有复发和转移，临床就称为治愈。对于接受过乳腺癌治疗的患者，最担心的就是癌症复发。如果你也天天生活在担心癌症复发的情绪之中，不妨试着调整一下自己的心态。

　　前面我们讲到了，不良情绪对于癌症的发展是"雪上加霜"，你已经经过了一系列的治疗，要有战胜疾病的信心，不要为未来而担忧，要活在当下，珍惜现在。不妨每天告诉自己，至少自己已经检查出了疾病，并且经过了一段时间治疗，只要按照医生的安排积极治疗，过好重新规划的生活就好。

75. 如何应用中医情志疗法改善不良情绪?

中医情志疗法是一门具有民族传统文化特色的医学心理学,它反映了古代医学家们独特的思维和辨治观,是经典理论和临证经验的完美结合。

移情易性疗法 移情易性,目的是分散人对疾病的注意力,把注意力转移到其他地方,或者改变周围环境,避开不良刺激,使注意力从某种情感转移到另外的人或事上,或者通过谈心、学习使患者改变情操。具体方法因人因病而异,如用唱歌、书法、绘画等。

语言诱导疗法 《素问·移精变气论》说:"闭户塞牖,系之病者,数问其情,以从其意,得神者昌,失神者亡。"这就是说,选择一个安静的环境,关好门窗,取得患者的信任,对患者抱以同情的态度,向其详细询问病情,劝说开导,使其如实地吐出真情,将痛苦诉说出来,也是一种"心理疏导"的方法,有利于病情的恢复,如若能调治其神,使患者面色光滑,脉息和平,神气旺盛,则预后良好;否则,患者面色无华,脉不应时,神气丧失,对治愈疾病缺乏信心,则预后不良。

76. 家属如何对乳腺癌患者给予心理支持？

在患者的治疗期间，家属更习惯于做一个问题解决者，尽力解决日常护理、饮食等问题，但对患者的情感问题，倾向于避而不谈，担心引起患者的负面情绪。久而久之，患者会感觉不被理解，家属会认为有挫败感，不仅降低了患者和家属沟通的积极性，还影响患者的康复。那么，家属如何对乳腺癌患者给予心理支持呢？

（1）乳腺癌患者虽然经过抗肿瘤治疗，但是不能因为病情就剥夺了患者的她的社会性。不要每天把"你生病了，要怎么怎么样"挂在嘴边，时刻提醒她是一个癌症患者。在条件允许的情况下，鼓励患者多参与社会活动。患者也可以参与社会工作、公益活动、病友交流等。

（2）患者有权决定自己的生活方式，作为家属，你需要做的是与患者平等地交流、商讨，而不是替她做决定。

（3）多倾听，多交流：无论家属多忙，每天都要给患者一定的时间，倾听她的诉说。家属一定要让患者把这份不安表达出来，并表示出理解和支持。

77. 身边的病友出现癌症复发，如何调整好自己的心情？

要知道，虽然你和你的病友们患的都是乳腺癌，但每个人的基础疾病不同，身体体质不同，家庭状况不同。所以，不代表着她出现了癌症复发，接下来就会轮到你，这之间毫无关联。当你身边的病友出现复发时，希望你首先调整好自己的心态，不要时时事事都联想到自己身上，听一听舒缓的音乐，做一做适度的运动，提升自己的抵抗力，按部就班地听从主治医师的建议接受治疗就可以。

换一种角度来说，你甚至也可以坦然地设想一下，如果自己出现了复发，将怎么安排自己的生活。不要畏惧，坦然面对，想想自己还有什么一直想做的事情，有什么一直想去的地方。去完成自己的心愿，和身边重要的人说一声"我爱你"。这样想想，我们的生活是不是又充满了希望，对未来疾病的发展也不那么焦虑了。

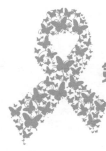

第八部分　美丽与健康

78. 没有乳房，难道就不美丽了吗？

　　对于乳腺切除的患者，乳房的缺失会影响女性的外在形象，可能会影响女性的自尊。对于女性而言，外在的美丽，可以通过乳房重建手术、佩戴义乳等方式进行修饰，而内在的美丽则需要患者内心的强大，以积极乐观的生活态度、顽强不息的生命力来展现女性的生命之美。

79. 手术后觉得自己作为女性没有吸引力了怎么办？

　　乳腺癌手术后，患者会承受不同程度的心理和生理压力，年轻的女性表现更为突出。乳腺切除的患者，如果十分介意外在形象的受损，可以和医生咨询，在身体条件及手术条件允许的情况下进行乳房重建手术，通过修饰外在形象来减轻患者的心理压力。另外，对于患者内心的过分担忧，包括担心遭受配偶的冷落，自身缺乏女性魅力等，长期存在紧张、焦虑的情绪，需要到心理咨询门诊进行心理疏导。同时，也需要和家庭亲密成员进行开诚布公的沟通，帮助患者敞开心扉，疏解心中压力。

80. 什么是乳房重建？是如何实现的？

　　乳房重建指的是利用自身皮肤组织或者其他生物材料，达到塑造乳房形态的效果（见图18）。乳房重建主要针对的人群是乳房切除手术后的患者。通过对乳房的再造，来改善女性乳房畸形或者是没有乳房的情况，形成一个比较美观以及坚挺的乳房。

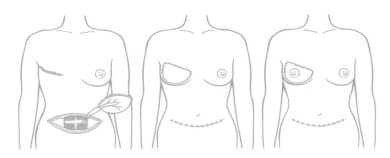

图18　乳房重建

乳腺癌术后乳房重建包括即刻重建和延期重建。

即刻重建是指乳腺切除手术同期进行的乳房重建手术，其适用于Ⅰ期、Ⅱ期以及部分Ⅲ期乳腺癌患者，具有减少手术次数、可选手术方式多、医疗费用低等优势。

延期重建是全乳切除手术或乳腺癌根治术后，经过一段时间后进行的修复重建手术后，可在完成放疗 12 个月后或者完成化疗 3~6 个月后进行。

具体乳房重建的时机要根据个人情况确定，所有接受乳房重建的患者，都必须在病情可控的状态下进行。

82. 乳腺癌术后怎样选择内衣？

　　乳腺癌术后，患者最好选择面料柔软、透气、舒服、宽松的内衣，不要选择束身、带钢圈的内衣。推荐选择纯棉材质内衣，纯棉材质面料柔软、亲肤无刺激且价格实惠。选择内衣时切忌内衣边缘过紧，以免妨碍腋下淋巴液、血液的回流。

83. 为什么要佩戴义乳？如何选择合适自己的义乳？

　　为什么要佩戴义乳，这个话题要从两方面来说。

　　（1）美观。爱美是女人的天性，对于女性乳腺的切除会破坏外在的形态，引起患者出现自卑、焦虑的心理，而佩戴义乳可以帮助患者建立自信，有利于患者回归社会。

　　（2）健康。大多数患者都是单侧乳房切除，如果健侧乳房较大，会导致肢体两侧承重力不均，身体向一侧倾斜，出现颈部倾斜、背后肌肉僵硬、颈椎酸疼等症状，严重时还可能会导致脊柱病理性弯曲。

　　义乳目前有两种，一种是插袋式义乳，另一种是贴身义乳。插袋式义乳是可以插入胸罩中，安全性较高且不容易滑落，同时方便清洗。贴身义乳，是黏性硅胶材质的，粘贴在胸壁上可以分摊受力，更加真实，这种义乳适合保留胸大肌和胸小肌的女性，但价格偏高。对于义乳的选择，要看产品资质，尽量选择大品牌，对产品的质量更有保障。另外，选择义乳要看其触感，选择轻柔的、回弹性好的、垂感好的义乳，同时应该切实佩戴，充分感受义乳的上身效果。

84. 有些人在术后几年发生了淋巴水肿，为什么？

　　乳腺癌术后上肢淋巴水肿是乳腺癌术后常见的并发症之一。调查数据显示，乳腺癌术后发生上肢淋巴水肿的概率在 13.5%~41.1%，出现淋巴水肿的时间也长短不一，短则几个月，长则达十年以上。乳腺癌术后上肢淋巴水肿的发生主要是因为在手术或者其他治疗的过程中破坏了淋巴结及淋巴管等组织，导致淋巴通路阻断或不畅，致使大量淋巴液滞留在组织间隙而形成水肿。乳腺癌术后上肢淋巴水肿的发生与乳腺癌手术方式、淋巴结切除个数、是否接受放化疗、是否存在危险的行为方式等均有关系。

85. 乳腺癌术后是否一定会发生淋巴水肿?

　　乳腺癌术后上肢淋巴水肿的发生与乳腺癌手术方式、淋巴结切除个数、是否接受放化疗等治疗、是否存在危险的行为方式等均有关系。所以，对于每个个体来说，上肢淋巴水肿发生的概率均不一样。一般来说，乳腺癌手术方式采用前哨淋巴结活检方式较腋下淋巴结清扫发生淋巴水肿的概率低，腋下淋巴结清扫个数少，发生淋巴水肿的概率低，放化疗损伤淋巴结及淋巴管的程度小，发生淋巴水肿概率低，减少危险的行为方式，发生淋巴水肿的概率低。

乳腺癌患者在手术后要关注自己患肢手臂的情况，对于上肢淋巴水肿症状进行早期识别，做到早发现、早治疗。上肢淋巴水肿的症状表现在，患肢手臂及手部出现水肿、酸痛、麻木、紧绷感等，严重者甚至出现皮肤灼烧、刺痛感等症状，同时会发现手部灵活度下降。

　　此外，预防淋巴水肿要避免危险行为，主要包括以下12条内容。

　　（1）不要手提或肩挑重物，患侧手臂负重不超过5千克。

　　（2）尽量着宽松的衣物，衣服的袖口不要太紧，以免勒住患侧。

　　（3）尽量不要戴太紧的手镯、手表、戒指，不要让它们嵌入皮肤中。

　　（4）避免长时间用很热的水淋浴、洗碗、洗衣。

　　（5）日常避免让手臂受伤，如果手臂有伤口，应及时消毒处理，避免进一步感染。

　　（6）禁止在患侧手臂抽血、输液、测量血压，以免增加患侧部位充血的可能。

（7）避免上肢高温：如热水浸泡、日光暴晒、桑拿浴等。

（8）避免上肢血流过高：少做高强度的上肢锻炼、避免患侧上肢长时间下垂及用力甩动上肢等。

（9）如果您睡觉时仰卧，在手臂下方垫个枕头，适当抬高。

（10）当坐飞机旅行时，需穿紧身服或者低弹力绷带，不要使用无弹力的绷带，紧身服应该延伸至您的手部。

（11）不要在患肢手臂及肩膀使用暖宝宝及热水袋。

（12）注意控制体重，体重的增加也会增加淋巴水肿发生的风险。

87. 如果出现了淋巴水肿应该怎么做？

如果出现了淋巴水肿的早期症状，应该提高警惕，切莫疏忽大意。应及时到医院专科门诊进行咨询及检查，明确自己的病情，防止淋巴水肿进一步发展。

目前对于淋巴水肿主要采取保守治疗，推荐综合消肿治疗法。综合消肿治疗主要包括四部分：皮肤护理、手法引流、压力治疗及功能锻炼（见图19）。

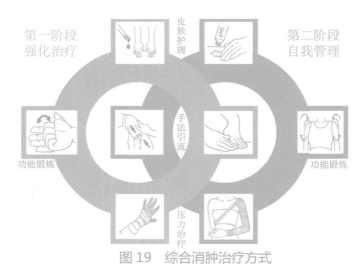

图19　综合消肿治疗方式

同时，应该在淋巴水肿治疗时进行评估，切忌自我治疗。

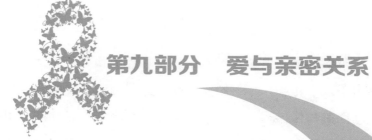

第九部分　爱与亲密关系

88. 进行乳房切除术后和伴侣更难相处，有什么方法可以解决？

　　很多乳腺癌患者在手术后感觉和伴侣相处更难，主要是由于以下几点：①外在形象的改变，导致患者缺乏自信，主动回避与伴侣相处。②手术及治疗会降低患者性欲，很多化疗药物会引起患者激素水平改变，放疗会引起皮肤敏感或增生等，这些因素均影响患者的正常夫妻生活。

　　对于外在形象的改变，可以进行乳房重建，或者佩戴义乳的方式进行修饰。对于内在心理的压力，鼓励患者和医生沟通，寻求心理咨询。另外，不必担心夫妻间的性生活会影响病情，正常的夫妻生活可以增加心理愉悦感，有利于身体的恢复。

89. 乳腺癌术后还可以有"性福"吗？会影响健康吗？

　　乳腺癌患者在术后通常需要辅助化疗、放疗等治疗。对于患者而言，需要忍受身体及心理双重压力。关注乳腺癌患者术后心理健康，帮助其回归社会是十分必要的。乳腺癌患者在病情稳定的情况下，完全可以过夫妻生活。健康的夫妻生活有助于患者心理健康的恢复及对社会角色的适应，从而提高患者术后的生活质量。但应当注意的是，乳腺癌患者，在没有生育需求的前提下，要进行合理避孕，建议使用避孕套，通常不推荐使用口服避孕药来避孕。

90. 乳腺癌治疗后会影响性生活吗？
可能会出现什么情况？

　　乳腺癌患者治疗后会出现性欲减退，一般来说与心理、生理和药物等因素有关。

　　（1）心理方面，主要是由于乳腺癌手术切除了女性乳房，导致外在形态受损，影响女性自尊，致使女性会主动避免性生活。

　　（2）生理方面，放疗会导致女性乳房局部发生改变，如纤维化、皮肤增厚、疼痛等，这些均会影响女性乳房的敏感性，从而影响正常性生活。

　　（3）药物方面，抗癌药往往会引起性欲减退，另外，有些化疗药物还会引起女性卵巢早衰，影响雌激素分泌。

91. 治疗后性生活出现困难，有什么方法可以解决吗？

　　乳腺癌患者治疗后通常会出现性生活困难，首先，伴侣之间应该做好沟通交流，勇敢地向对方倾诉在这个过程中的心理变化、想法和困难。缓解性生活困难，可以选择非激素疗法或激素疗法。非激素疗法推荐使用阴道保湿剂和润滑剂，来改善性功能障碍相关症状。激素疗法主要是采用阴道雌激素治疗来缓解患者性功能问题，但是阴道雌激素的使用需要由肿瘤科医师进行决策。

　　另外，在康复锻炼方面，乳腺癌患者在充分考虑安全性的前提下，可选择盆底肌训练，来改善乳腺癌患者性功能障碍相关症状和性功能。

92. 治疗结束后，避孕需要注意什么？

　　治疗结束后，没有生育需求的乳腺癌患者，要进行合理避孕，建议使用避孕套，通常不推荐使用口服避孕药来避孕。口服避孕药的主要化学成分是雌激素和孕激素。研究表明雌激素可以刺激乳腺上皮细胞的生长和增殖，雌激素水平长时间持续较高，会诱发乳腺癌，不利于患者病后恢复。所以，乳腺癌患者的避孕方式选择避孕套更为合适。

93. 乳腺癌治疗后，还能怀孕和母乳喂养吗？哺乳会导致乳腺癌复发吗？

乳腺癌患者在治疗阶段，是不建议怀孕的。研究表明，妊娠可促使癌症的复发和转移。乳腺癌治疗痊愈的患者是否可以怀孕，应当听取肿瘤科及妇科专家意见，如身体已康复且确实有生育需求，可考虑妊娠。

如在妊娠早期发现患乳腺癌者，应终止妊娠，先治疗乳腺癌。在哺乳期发现患乳腺癌者，应终止哺乳，立刻进行治疗。因为哺乳会消耗患者自身的能量，同时会促进垂体分泌催乳素，催乳素增多也会促进癌细胞的生长。

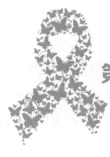

第十部分　复查与随访

94. 手术后还需要进行乳房自我检查吗？什么时候进行？

虽然术后乳房会缺失相关的组织，但是还是需要做好乳房的自我检查工作，了解乳房后续的健康状况。通过观察乳房和感觉乳房，可以发现乳房的改变，以便及时就医。

对于没有绝经的女性来说，月经开始的第 9~11 天为自我检查乳房的最佳时间；绝经后女性每个月取固定的一天检查即可。

95. 手术后一般多长时间随访一次？需要终身随访吗？

国家卫生健康委员会《乳腺癌诊疗规范（2022 版）》建议的随访内容和频率如下，供临床结合患者实际情况个体化选择。

（1）临床体检：最初 2 年每 3 ～ 6 个月 1 次，其后3 年每 6 个月 1 次，5 年后每年 1 次。

（2）乳腺超声：每 6 个月 1 次。

（3）乳腺 X 线：每年 1 次。

（4）胸片或胸部 CT：每年 1 次。

（5）腹部超声：每 6 个月 1 次，3 年后改为每年 1 次。

（6）存在腋窝淋巴结转移 4 枚以上等高危因素的患者，行基线骨扫描检查，必要时全身骨扫描每 1 ～ 2 年 1 次。

（7）血常规、血液生化、乳腺癌标志物检测可每6 个月 1 次，3 年后每年 1 次。

（8）应用他莫昔芬的患者建议每年进行 1 次妇科检查。

随访需持续终身，如身体有任何不适随时就诊。因为乳腺癌复发早期缺乏明显的临床表现，诊断比较困难，但也有一些规律，只要患者留意观察，按时随访，通过各种检查，认真分析，是能够及时发现的。同时，治疗可引起不良反应，年龄、激素水平等自身因素的变化可影响术后的生活质量和预后。长期随访有助于早期发现疾病的复发与转移，治疗相关的并发症和相关伴随疾病，以早期干预。

96. 随访时需要做什么检查？每次随访都要进行辅助检查吗？

　　随访时的检查主要包括血液、超声、影像学检查等，以观察治疗后胸部、健侧乳房、腋部、颈部和腹部等全身的变化。医生会根据患者的疾病情况以及个人意愿进行辅助检查，具体随访评估的项目选择如下（见表4）。

表4　乳腺癌患者随诊随访项目评估指标

随诊随访项目	结果评估标准	供参考的时间和频率
临床体检	包括乳腺、胸壁、淋巴结和初始有症状的部位区域；若乳腺新发肿块、胸壁出现皮疹或结节、新发淋巴结肿大，则应进行组织病理学活检；其他部位新出现症状或有新发病灶，则给予相应检查	最初2年每3～6个月1次，其后3年每6个月1次，5年后每年1次
胸片或胸部CT	排查有无肺转移、淋巴结转移、胸腔积液、胸膜增厚、心包积液、胸壁肿块等转移征象	每年1次
腹部超声	排查有无肝脏占位、腹腔淋巴结肿大、腹水等转移征象	每6个月1次，3年后每年1次

（续表）

随诊随访项目	结果评估标准	供参考的时间和频率
乳腺超声[a]	0级：需其他影像学检查（如乳腺X线检查或MRI等）进一步评估	每6个月1次
	1级：阴性。超声影像未见异常，如无肿块、无结构扭曲、无皮肤增厚及无微小钙化等	
	2级：良性病灶。基本上可以排除恶性病变。根据年龄及临床表现可每6~12个月随诊	
	3级：可能良性病灶。其恶性危险性应该<2%。建议短期复查（3~6个月）及加做其他检查	
	4级：可疑的恶性病灶。超声声像图表现不完全符合良性病变或有恶性特征均归于该类，此类病灶的恶性可能性为2%~95%。一旦评估为4级建议进行组织病理学检查	
	5级：高度可能恶性。超声声像图恶性特征明显的病灶归于此类，其恶性可能性≥95%。应积极采取适当的诊断及处理措施	
乳腺肿瘤标志物	如CEA、CA12-5、CA15-3等，参考各医院检验科正常值范围	每6个月1次，3年后每年1次
心肌标志物	参考各医技科室正常值范围	每6个月1次，3年后每年1次

随诊随访项目	结果评估标准	供参考的时间和频率
乳腺X线[a]	0级：需要结合其他影像学检查，进一步评估或与既往结果比较	每年1次
	1级：阴性无异常发现。双侧乳腺对称，无肿块、结构扭曲或可疑钙化	
	2级：良性所见，无恶性征象	
	3级：良性可能大，恶性率一般＜2%，建议随诊6~12个月，对可能是良性的病变但在随诊随访过程中出现增大者，建议活检	
	4级：可疑异常，建议活检。此类病变无特征性乳腺癌形态学改变，但有恶性可能性，分为4A、4B、4C亚级。良性病理结束后，应定期随诊。对影像学提示4C级、病理穿刺为良性结果者，应对病理结果重新进一步评价，以明确诊断	
	5级：高度怀疑恶性。这一类病变有高度的恶性可能，检出恶性的可能性≥95%，建议活检及临床采取适当措施	

随诊随访项目	结果评估标准	供参考的时间和频率
骨扫描	骨转移可见局部骨组织代谢异常	存在腋窝淋巴结转移 > 4 枚等高危因素的患者，行基线骨扫描检查，必要时全身骨扫描每 1 ~ 2 年 1 次
心电图	参考各医技科室正常值范围	每 6 个月 1 次，3 年后每年 1 次
超声心动图	参考各医技科室正常值范围	每 6 个月 1 次，3 年后每年 1 次
血常规	参考各医院检验科正常值范围	每 6 个月 1 次，3 年后每年 1 次
血生化	参考各医院检验科正常值范围	每 6 个月 1 次，3 年后每年 1 次
妇科检查	子宫 + 双侧附件（应用他莫昔芬者需检查有无子宫内膜增厚，排查子宫内膜癌）	应用他莫昔芬的患者每年 1 次

注：ᵃ采用乳腺影像报告和数据系统分级；CEA：癌胚抗原；CA12-5：糖类抗原 12-5；CA15-3：糖类抗原 15-3

97. 乳腺癌是否会复发？

从理论上讲，乳腺癌有可能发生复发或转移。乳腺癌初次治疗后，大约50%的复发发生在3年之内，75%的复发发生在5年之内。临床研究表明，术后2～3年是乳腺癌复发的高峰期。依据国际病理分型，HER2阳性和三阴性乳腺癌2～3年后复发概率明显降低，但对于管腔样A型和管腔样B型的患者，5～6年后仍有复发风险。

有很多因素可以评估乳腺癌的复发风险，也称为肿瘤预后因子。一般来说，原发肿瘤体积大、淋巴结转移多、Ki-67（肿瘤增殖因子）比值高、激素受体阴性或者HER2阳性的乳腺癌患者复发的风险较其他类型高。乳腺癌复发、转移的原因复杂，受许多因素的影响，如病理分期、病理类型、肿瘤生物学特点、治疗依从性、饮食营养、行为方式、心理等。乳腺癌复发风险有较大的个体差异，应根据复发风险和治疗敏感性给予个体化治疗。

乳腺癌的复发或转移包括局部复发和远处转移（见图 20）。

局部复发 保乳术后同侧乳腺内，或乳腺癌根治术后，同侧胸壁再次出现肿瘤，或同侧腋窝区域淋巴结有新的增大，主要表现为患处乳房结节、新发肿块、乳头溢乳、皮肤发红溃烂、淋巴结肿大等症状。

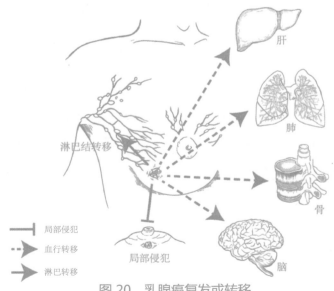

图 20 乳腺癌复发或转移

远处转移　与局部不相干的其他部位，位置较远的，包括对侧的乳腺、对侧的淋巴结、对侧的腋窝、对侧锁骨上这些位置，甚至更远的骨、肺、肝、脑等，乳腺癌细胞往往可能会随着血液游走在全身系统中，因转移部位的不同而有不同的症状。比如，骨转移在病灶部位表现出逐渐加重的局限性疼痛，神经压迫导致肢体活动受限；肺转移可能出现咳嗽、胸痛甚至咯血等；肝转移可能出现消瘦、厌食、肝区胀痛、乏力、低热、黄疸等；脑转移可能出现恶心、呕吐、头晕等。

99. 如果癌症复发，医生会怎么处理？

　　乳腺癌是一种以局部临床表现为主的全身系统性疾病，一旦发生复发或转移，也意味着单靠局部治疗难以对疾病起到控制作用，必须联合全身治疗。

　　乳腺癌的全身治疗有很多种手段，包括化疗、内分泌治疗、区域放疗及生物靶向治疗等。具体方案的选择，要结合激素受体 HR 和 HER2 的状态，既往治疗情况（疗效、不良反应、耐受性等），无病间期，肿瘤负荷，年龄，一般状态，月经状况，合并症等因素。

100. 如何预防乳腺癌复发、转移？

预防乳腺癌复发、转移，应从规范化治疗、坚持治疗、合理饮食、建立健康的行为方式、保持积极的心态、定期复查等方面做起。

（1）规范化治疗。乳腺癌采取以手术为主的综合治疗，术后可能需要放疗、化疗、靶向治疗、内分泌治疗等辅助治疗。我们应该正确看待乳腺癌复发风险，按照规范并按期进行相应治疗。

（2）坚持治疗。乳腺癌治疗的时间较长，部分类型的乳腺癌内分泌治疗长达10年以上，乳腺癌患者应与医生进行沟通，做好治疗的充分准备，制订长期计划，以提高治疗的完整性。

（3）合理饮食。合理控制体重，避免肥胖，减少高热量、高脂肪食物的摄入，避免摄入含雌激素的食物等。

（4）建立健康的行为方式。适当进行运动，参与社会活动，回归工作后避免过度疲劳。

（5）保持积极的心态。保持积极乐观的态度，建立战胜疾病的信心，有助于患者术后康复，恢复日常生活。

（6）定期复查。乳腺癌术后第 1 年内一般每 3~4 个月复查 1 次，第 2~3 年每 3~6 个月复查 1 次，第 3~5 年每6~12 个月复查 1 次，第 5 年以后每年复查 1 次。